新潮新書

久里建人
KURI Kento

その病気、市販薬で治せます

910

新潮社

はじめに

私は市販薬の販売を専門としている薬剤師です。市販薬とは、病院の処方箋なしで買える、ドラッグストアや薬局で売られている医薬品のことです。

本書の読者の多くにとって薬剤師といえば、「病院の処方箋をもとに薬を提供してくれる、病院薬の専門家」を想像するでしょう。私の場合は一風変わっていて、病院薬ではなく市販薬が専門。店頭でお客さんからの市販薬の質問に答えつつ、症状や健康状態をお聞きしながら薬を販売することを仕事としています。

私が市販薬に特化した薬剤師になったのは、ドラッグストアでの販売経験がきっかけです。それまで私は医療用医薬品の情報を扱う仕事をしてきたのですが、たまたまアルバイトで市販薬の販売を経験したところ、これがとてもやりがいのある仕事であることに気づきました。薬の相談に乗っていると、お客さんから次から次へと感謝の言葉をいただくのです。

私は、どこにでもいる平凡な薬剤師で、誰もが知っているような〝薬の常識〟をお客さんに話しているつもりでした。それなのに、こんなにたくさんの「ありがとう」を頂けるとは、なんて素敵な仕事だろうと感動したことを覚えています。それとともに、**「薬の専門家と、一般消費者の間には、とてつもない情報の格差がある」**ということを実感するようになりました。

市販薬を売れば売るほど、この情報格差による問題が、だんだん見えてきました。市販薬について誤解をしている人や、自分の症状にあった薬を選べない人がたくさんいることに気づいたのです。そのような問題意識から、いまは現場で働く市販薬専門の薬剤師として、お客さんの相談に乗りながら市販薬を販売する毎日です。

本書のテーマは「実は市販薬はすごい！」です。毎日売り場に立っていると、「先日買った薬がびっくりするくらい効いたよ！　相談してよかった」「薬剤師さん、そんなこと知ってるのか、すごいな」という声を多数いただきます。では、「上手に使う」とはどういうことなのか。市販薬は上手に活用すれば日々の生活が快適なものに変わります。明日からすぐに試せるコツを、できるだけ平易に紹介していきたいと思います。

もし、読者の皆様のご家族・ご友人に、「市販薬なんて気休めだろう。病気になったら受診すればいい」という方がいましたら、その方にも本書をそっとお渡しいただけると幸いです。本書はそういう方にも、ぜひ読んでいただきたい内容です。

２０２１年は市販薬業界にとって大きな転換点を迎えています。マスメディアでは詳報されませんが、厚生労働省（以下、厚労省）では市販薬制度の抜本的な見直しが進められています。長期的な視点で見たときのポイントは２つです。まず、病院でしか入手できない薬が、市販薬として街のドラッグストアで買えるようになります。そして、市販薬で買える薬をわざわざ病院で処方してもらうことが徐々に減ります。病院の処方薬から市販薬へのシフトチェンジは、国による医療費抑制策の一つとしてこの先も続く、確実な未来です。

では、私たちに、そのような時代を迎える準備はできているでしょうか。市販薬の時代とは、自分で薬を選ぶ時代。ところが、現場でお客さんの話を聞いていると、人によって薬に対する知識に大きな差があることを痛感します。ステロイドのことを「免疫力を上げる効果がある」と誤解している人、副作用被害の多さを知らずに特定の薬を長期間飲み続けている人、成分ではなくパッケージだけを見て不適当な薬を選んでいる人。

厚労省所管の独立行政法人「医薬品医療機器総合機構（ＰＭＤＡ）」の発表では、２００７年度から２０１１年度までの５年間でメーカーがＰＭＤＡに報告した、市販薬の副作用と疑われる報告数は合計１２２０例で、毎年２５０症例ほどありました。１２２０例のうち、最も多かったのは総合感冒薬（風邪薬）で４０４例、死亡症例は24例、後遺症が残った症例は15例でした。

あまり知られていませんが、安全と考えられている市販薬に多くの落とし穴が潜んでいることは、いくつもの調査研究が物語っています。

来たる「市販薬の時代」を先取りし、市販薬選びの荒野を歩く地図を提供したいというのが本書の目的です。興味のある項目だけを拾い読んでも構いませんし、市販薬全体に興味を持っていただけたなら全章通してお読みください。症状にあった市販薬の選び方から、薬剤師への相談のポイントまで、知って得する知識を盛り込みました。また医療関係者の方々にとっては、本書が市販薬の最新事情や、成分の課題点を知る良い機会になると思っています。

今まで市販薬を「なんとなく」で購入していた方が、読み終えた後で「こんど薬を買うときは、薬剤師に相談してみようかな」と思っていただけることを願っています。

その病気、市販薬で治せます●目次

第1章　「風邪で病院へ行くべきか」問題

病院と薬への思い込みと誤解

朝起きたら、鼻水がたらーり、のどがイガイガ、体もだるくて、熱もある……。

こんな時に「考えること」や「取る行動」は、２０２０年に新型コロナウイルスが流行して以降、大きく変化しています。

以前なら、「ああ、これは風邪だな。それもかなりしんどいやつ。今日の出勤は難しいな……上司に連絡しないと」と思っても、「風邪で体調が悪いので休みます」とは言いづらく、「早く治すために午前中は病院を受診して抗生物質をもらおう。それから午後に出勤して、今日は早く退勤しよう」といった行動を取る人がいたでしょう。職場の空気的にも、口には出さなくとも「風邪程度の症状なら、頑張って出勤して来い」という雰囲気のところが圧倒的に多かったのではないかと思います。

しかし、現在はどうでしょうか。先述のような症状が現れたら「コロナだったらどうしよう」と疑うのが、すっかり当たり前のことになってしまいました。職場の空気も、「体調が悪い人は無理して出勤して欲しくない」という雰囲気に変わっているのではないでしょうか。

「風邪を引いてしまった時に最初に考えることや取る行動」は、この一年で大きく変わったようです。けれども、私たちが「風邪」という病気について抱く誤った〝思い込み〟や〝刷り込み〟は、いまだに更新されていないように思います。それは、たとえば次のようなものです。

①風邪を引いたら早めに病院に行くとよい（受診こそが最良の選択）
②病院で処方してもらう風邪薬と市販の風邪薬はまったく別物（だから受診が必要）
③風邪には抗菌薬／抗生物質が絶対必要（だからやっぱり受診が必要）

残念ながら、これらはどれも長年にわたって私たちの『時間』と『お金』を浪費させてきた、病気と薬への思い込みと誤解です。

まず、①大抵の人は、普通の風邪ならば早めに病院に行く必要はなく、②病院の風邪薬のなかには、市販薬として購入できるものがあります。そして、③風邪に抗菌薬/抗生物質は必要ではありません。

これらのことは、いずれコロナの流行が収束し、以前のような日常に戻ったとしても、やはり変わりのないことです。

現在は、病院へ行くことによって他の患者から感染症をうつされるリスクへの注目が高まり、「不要な受診は控えたい」と考える人が増えています。となれば、「受診が必要な症状とそうでない症状の違いはなにか」「受診が必要ない場合、どのような対処をすればよいのか」について、これまで以上に知識が求められるはずです(新型コロナウイルス流行下では、厚労省などの公的機関が発表する対処法に従うのが大前提です)。

日本リサーチセンターの2017年の訪問型調査によると、日本人は年間平均1・4回風邪を引いているそうです。年代によって風邪を引く頻度には差があり、たとえば30代の男性は、約半数が年2回以上風邪を引きますが、50代の男性では3割程度です。

ジェニファー・アッカーマン著『かぜの科学』によれば、人間は人生で200回ほど風邪を引くとされています。[1] そして、自分が丈夫でも、家族や周囲が風邪を引けば家事や仕事はたちまち滞ってしまう——そのくらい、風邪は誰にとっても身近で、日常生活に大きな影響を与える病気の一つです。

にもかかわらず、あるいはだからこそ、風邪の対処法には多くの〝神話〟が未だに残っています。

先ほど挙げた3つの誤解の、どこが、なぜおかしいのかを説明できる方は、どうぞこの1章を飛ばして第2章にお進みください。

「聞いたことはあるけど、曖昧な知識しかない」という方は、このままお読みいただければ幸いです。

これからご紹介することを頭にいれておけば、風邪を引いたときの行動は大きく変わることでしょう。少なくとも、冒頭で例に挙げたコロナ以前の「午前いっぱい受診、午後出社」のスタイルが、まったく適切ではなかったことを感じていただけるはずです。

病院で処方される「風邪薬」の正体

それではさっそく、風邪と風邪薬の誤解を解いていきたいと思います。

これまで私たちの『時間』と『お金』を浪費させてきた3つの思い込みを再掲します。

①風邪を引いたら早めに病院に行くとよい（受診こそが最良の選択）
②病院で処方してもらう風邪薬と市販の風邪薬はまったく別物（だから受診が必要）
③風邪には抗菌薬／抗生物質が絶対必要（だからやっぱり受診が必要）

このなかで、一番分かりやすい誤りは、

②病院で処方してもらう風邪薬と市販の風邪薬はまったく別物（だから受診が必要）

でしょう。ここからお話しします。

ここ数年以内に風邪で受診した方であれば、薄々気づいているはずです。風邪を引いて病院に行く。お医者さんから風邪薬を出してもらう。でもこの薬……ドラッグストアで売っているのを見たことがある……。

その通りです。風邪の症状に処方されてきた、あるいは今も処方されている薬をいくつか挙げてみましょう。上は薬の名称、【　】内は成分の名前です。

ロキソニン錠【ロキソプロフェン】
カロナール錠【アセトアミノフェン】
ムコスタ錠【レバミピド】
PL配合顆粒《かりゅう》
ムコダイン錠【L-カルボシステイン】
メジコン錠【デキストロメトルファン】
トランサミン錠【トラネキサム酸】
抗菌薬（抗生物質）

見たことのある薬がいくつかあると思います。では、これらの成分は、病院でしか入手できない上に、必ず必要な薬なのか。答えは「いいえ」です。

順に見ていきましょう。

解熱鎮痛薬のロキソニン錠は、「ロキソニンS」という商品名で2011年から市販薬として販売されています（日本での販売開始年。以下同様）。病院で処方されるロキソニンと同じ製薬企業が製造していて、成分も量もまったく同じものです。

解熱鎮痛薬のカロナール錠は、同じ【アセトアミノフェン】という成分の「タイレノールＡ」という市販薬が２０００年からあります。成分はまったく同じですが、市販薬の１回の服用量は病院用よりも少ない傾向があります（市販薬は１回３００㎎、病院では成人の風邪に対しては１回３００〜５００㎎）。

総合風邪薬のＰＬ配合顆粒は、「パイロンＰＬ顆粒」という商品名で２０１７年に市販化されています。これは病院のＰＬ配合顆粒と配合成分が同じで、１回の用量が病院用に対して80％になっています。20％だけ分量が少ないのです。

胃の薬であるムコスタ錠と、同じ成分を持つ市販薬は現在はありません。ただ、ロキソニン錠の服用によって胃が荒れるのを防ぐ目的で一緒に処方されることのある胃薬は、そもそも風邪のように短期間の使用で、しかも胃が特別弱くなければ基本的には不要なことも多い薬です。痛み止めの服用によって胃を痛めやすい人や胃薬が必要な人の傾向はガイドライン[2]などに記されているものの、風邪時に無理に病院で処方してもらう必要はないことは、おそらくほとんどの医療従事者の一致した意見だと思われます。しかし、市販薬の「ロキソニンＳ」を購入されるお客さんの中には、とくに胃弱でもないにもかかわらず、「痛み止めは胃薬を一緒に飲まないといけない」と誤解している方が一定数いるのです。

痰《たん》の薬のムコダイン錠は、同じ【L‐カルボシステイン】という成分を含む「ストナ去たんカプセル」などの市販薬があります。市販薬の1回の服用量は、病院用よりも少量ですが（病院は1回500mg、市販薬は1回250mg）、「ストナ去たんカプセル」には他の痰切りの成分も入っています。

咳《せき》止めのメジコン錠の【デキストロメトルファン】という成分は、多くの風邪薬や咳止め薬に、咳止め成分のひとつとして含まれています。服用量は病院より少ない傾向にありますが、2021年内に医療用と同量成分の新商品が発売予定です。

喉の痛みを抑えるトランサミン錠の【トラネキサム酸】という成分は、一部の風邪薬や喉の痛みを抑える薬に抗炎症成分として使われています。【トラネキサム酸】を含む代表的な市販薬には「ペラックT錠」があります。

抗菌薬の飲み薬は、市販薬にはありません。しかし、抗菌薬は細菌を殺す薬であり、風邪の主たる原因である微生物（ウイルス）には効きませんので、ほとんどの場合に飲んでも意味のないお薬です（抗生物質については、次の項で詳述します）。

こうしてみると、病院で出るのとまったく同じ薬や、成分量は少なくても同じ成分を含む市販薬があることが分かっていただけると思います。また、病院では決まって出される胃薬や抗生物質などのお薬でも、症状によっては必ずしも飲まなくてよいことも分かると思います。病院で処方される薬は一言でいえば、症状を抑えるだけの「対症療法」の薬なのです。

本当に風邪に抗菌薬（抗生物質）は必要ない？

続いて、③の「風邪には抗菌薬／抗生物質が絶対必要」という誤解についてお話しします。これはとても大切な話です。あまり知られていませんが、厚労省も国民に風邪薬についてもっと知ってほしいという立場から、さまざまなキャンペーンを行っています。

「風邪に抗菌薬（抗生物質）は必要ない」

「風邪に抗菌薬（抗生物質）は効かない」

健康系メディアでは、しばしばこうした記事が報じられています。健康情報にアンテナを張っている方であれば、きっと一度は目にしたことがあることでしょう。

２０２０年に公表された厚労省の委託事業による国民の意識調査では、「抗菌薬・抗生物質はウイルスをやっつける」という質問に対して、正解の選択肢「いいえ」を選んだ人の割合は18％でした。誤った選択肢「はい」を選んだのは50％で、「わからない」が32％でした。[3] **2人に1人は抗菌薬・抗生物質の特性を誤解しているという結果です。**

ところで、みなさんは〝本当に〟風邪に抗菌薬／抗生物質は要らないと思いますか？　どこかで見聞きしたことはあっても、実体験からは腑に落ちていない人は結構いるのではないでしょうか。何を隠そう、私自身がそうでした。

私は小さい頃から風邪を引くと、決まって近所の病院で抗菌薬を処方されていました。私の親も風邪を引いた時にはその医師にかかり、「あそこの先生は強い薬をたくさん出すのですぐ風邪が治る」なんて褒めていたので、私にはかなり幼少の頃から〝風邪には早めの抗菌薬〟という意識が刷り込まれていました。

ですから、大学で薬学部に入り、教授から「風邪に抗菌薬（抗生物質）は効かない」と教えられても、そう容易《たやす》く納得できるものではありませんでした。今まで自分が飲んできた抗菌薬はなんだったのか?という気持ちもあり、正直、目の前の教授よりも、幼少期から家族でお世話になっていた医師の方を信頼したいという感覚もありました。

「風邪に抗菌薬（抗生物質）は効かない」は本当か？　効く風邪もあるんじゃないか？

理屈はともかく、念のため飲んでおいた方がいいんじゃないか？

以下に、詳しく見ていきたいと思いますが、本題に入る前に、『抗菌薬』と『抗生物質』の違いについて説明しておきます。２つの言葉はほぼ同じ意味で使われていますので、ここを飛ばしていただいてもとくに不都合はありません。

抗菌薬とは「細菌を壊したり、増やすのを抑えたりする薬」のことです。[4]一般には「抗生物質」という言葉のほうが馴染みがあると思われますが、医療の世界では「抗菌薬」という表現のほうが圧倒的に多く使われています。

「抗生物質」という言葉はもともとは英語の〝antibiotics〟の和訳で、微生物が作り微生物に作用する化合物を指していました。たとえば代表的な抗生物質であるペニシリンはカビから発見されています。しかし、数多くの医薬品が開発された結果、いま病院で使われている薬には微生物由来ではなく化学合成された、従来の抗生物質の定義に当てはまらない薬がたくさんあります。[5]そのため、抗生物質という言葉よりも「抗菌薬」という表現のほうが使われるようになっているのです。

「コモンコールド」を知っていますか？

風邪と抗菌薬について語るならば、そもそも「風邪」とは何かについて語らなければなりません。

風邪という言葉は、定義が曖昧で、人によって指すものが微妙に違います。実はこれは医療の世界でも同じで、専門書によって定義が異なることがあり、そのことも混乱を招く一因となっています。

そこで本書では、厚労省が２０１９年に作成した「抗微生物薬適正使用の手引き　第二版」[6]という資料を元に話を進めたいと思います。

これは厚労省が２０１７年に国内・海外の学会やガイドライン、近年の研究をもとにまとめた抗菌薬の手引きの第二版で、医療の世界では妥当性の高い内容として受け入れられている資料です。主に医師を対象として作成されていると同時に、「すべての医療従事者や患者にご一読頂きたい」とも書かれており、一般の方々が頭に入れておくべき有益な情報だといえるでしょう。

ただ、「患者にご一読頂きたい」とあるわりには、文章は専門用語のオンパレードなので、ここではその中身をできるだけ噛《か》み砕いてエッセンスを伝えながら、風邪とは何

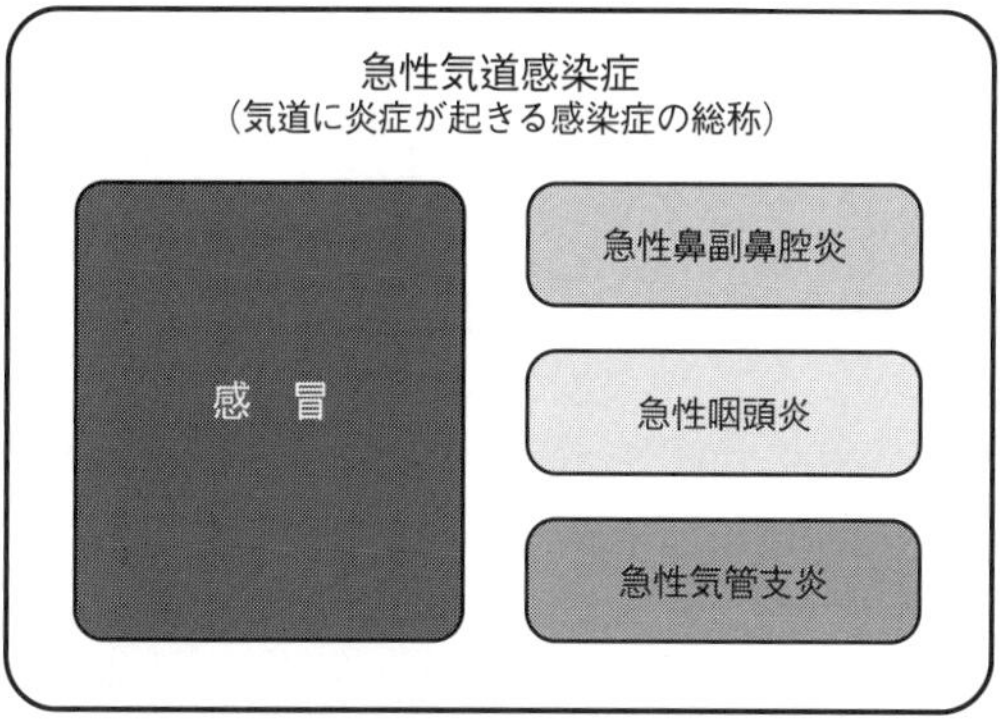

図表1 「風邪」として受診される主な病態
（厚労省「抗微生物薬適正使用の手引き 第二版」を元に作成）

かについて説明したいと思います。なお、ここでのお話は、成人もしくは学童期以降を対象とした情報になります。

まずは［図表1］をご覧ください。これは一般の方々が是非知っておくとよい図です。

○感冒《かんぼう》
○急性鼻《び》副《ふく》鼻《び》腔《くう》炎《えん》
○急性咽《いん》頭《とう》炎《えん》
○急性気管支炎

という名称があります。風邪のような症状で病院を受診する方は、大体がこの4つのうちのどれかに当てはまります。このなかで、ふだん我々が「風邪」という時に指すものはどれでしょうか。

答えは、「感冒」です。

どんな病原体が原因で、私たちに感冒が起きるのか。これについては昔から様々な研究が行われてきており、どのような種類の病原体がどのような割合で感冒を起こしているかが、ある程度分かっています。

たとえば、２０１６年に発表されたアメリカ内科学会のガイドラインに記された治療戦略では、「感冒（common cold）」の原因は主に次の微生物であると記されています。[7]

○ライノウイルス（最大50％）
○コロナウイルス（10〜15％）
○インフルエンザ（5〜15％）

ここにひとつの共通点があります。それは病原体がウイルスだということです。この米国のガイドラインでは、感冒とはウイルス性であると定義しています。この定義は日本の手引きでも同じです。

病原体がウイルスか細菌か――。これは治療する上で重要な違いです。ウイルスと細菌では物質としての構造が全く異なるので、それぞれの対策は別々に考えなくてはならないからです。

一般的にはウイルスが原因の病気なら「抗ウイルス薬」と呼ばれる薬を使い、細菌が原因ならば「抗菌薬」を使います。そのため、風邪のウイルスを殺す（不活化と言います）には、抗菌薬ではなく抗ウイルス薬が必要なのです。しかし、これはインフルエンザなど限られたウイルス性の病気にしか使われません。そのため、私たちが普段引く風邪では対症療法薬を処方する以外の対処法がないのです。

感冒とはウイルスの病気。だから抗菌薬は効かない。これが「風邪に抗菌薬は不要」といわれる理由の一つです。

……とはいえ、ウイルスに抗菌薬は効かないというだけで「風邪に抗菌薬は要らない」と言い切ってしまうのは、実はとても乱暴な話かもしれません。

「風邪はウイルスが原因だから抗菌薬は効かない」という言説は、テレビや雑誌でよく目にする決まり文句です。でも、多くの方は心のどこかに次のような疑念・疑問が残るのではないでしょうか。これもまた、かつての私がそうだったように……。

「すべての風邪の原因が、絶対、100%ウイルスとは限らないのでは？」
「風邪ウイルスに抗菌薬が効かなくても、抗菌薬で症状の悪化は防げるのでは？」
「そもそも、実際には多くの医師が風邪に抗菌薬を処方しているのだから、なにかしら合理的な理由があるのでは？」

まず風邪の原因が絶対100%ウイルスなのか、という疑問については、［図表1］のうち感冒はウイルス性であることをすでに書きました。ほかの3つ（急性鼻副鼻腔炎、急性咽頭炎、急性気管支炎）はどうでしょうか。

結論からいうと**先述の厚労省の手引きには、感冒以外の風邪症状も、大半の原因がウイルスである上に、仮にウイルスではなく細菌だとしても抗菌薬が必要とは限らないことが記されています。**手引きでは次のように説明されています。

急性咽頭炎は喉の炎症が起こって喉が強く痛む症状です（ここでは扁桃炎《へんとうえん》も含みます）。急性咽頭炎では、細菌が原因となるのは少数と考えられています。仮に細菌性であっても、抗菌薬が必要とされるタイプ（A群β溶血性連鎖球菌＝通称・溶連菌《ようれんきん》）の割合は10〜30％程度とされているので、一般的には抗菌薬を使う場面は限られています。

急性気管支炎は、気管支に炎症が起きてひどい咳が出る症状です。原因の90％がウイルスです。残り5〜10%が百日咳菌やマイコプラズマなどの細菌だとされています。もし、細菌性であったとしても、抗菌薬が推奨される場合とされない場合があり、必ず必要なわけではありません。

急性鼻副鼻腔炎は、いわゆる(急性)副鼻腔炎のことで、鼻症状の強いものです。副鼻腔炎というと、抗生物質を思い浮かべる方も多いと思いますが、実際はウイルス性と細菌性のものがあります。細菌性が疑わしい場合でも、2週間後には約7割の患者が抗菌薬の有無にかかわらず治癒するという報告があります。そのため、患者の状態にもよりますが、軽度の鼻副鼻腔炎には抗菌薬は推奨されていません。

ちなみに、急性上気道炎という病名も見ることがありますが、これは急性気道感染症の炎症の位置を気道の上か下かで分けた表現になりますので、基本的には感冒に含まれることになります。

急性気道感染症全体でみると、9割はウイルスで、細菌は1割程度だと考えられています。

以上をまとめると、

○すべての風邪の症状の原因が100%ウイルスとは限らないのは確か。
○でもほとんどは、ウイルスが原因。
○そしてもし細菌が原因だとしても抗菌薬が必要だとは限らない。

ということになります（ただし、高齢者や基礎疾患をお持ちの患者さんの場合はウイルス性と細菌性の割合が異なってくると考えられますので、あくまで医師の診断のもとで個々の患者さんに合った治療法を選択することが大切です）。

続いて、ふたつめの疑問を見ていきます。

「風邪ウイルスに抗菌薬が効かなくても、抗菌薬で症状の悪化は防げるのでは？」

これについては、実はその通りで、症状の悪化を防げることが分かっています。風邪に抗菌薬は効きませんが、風邪によって引き起こされる肺炎などの他の病気（二次感染、合併症）を防ぐ一定の効果が確認されています。

ということは、やっぱり抗菌薬は飲んだ方がいい……と言いたいところですが、ここでひとつ重要なポイントがあります。それは、抗菌薬によって風邪の悪化を防げるケースは、それほど多くないということです。有名な論文としては、2007年の報告があります。イギリスの大規模診療データベースを用いて336万件を分析したこの研究では、上気道感染症に抗菌薬を使うことで二次感染・合併症を防ぐ成果が示唆されたものの、たとえば肺炎の場合は、１人の人が肺炎を合併することを予防するために4000人以上の風邪の人への投与が必要という結果でした。[8] 言い換えれば、4000人以上に投与しても1人の肺炎しか防げないということで、ほとんどの人にとっては無意味ということです（ただし高齢者では大きく数値が変化します）。

もちろん、１人が肺炎にならないために他の3999人に意味のない投与をしてもらう、という考え方もあるかもしれません。しかし、それが薬である以上、副作用が起きるリスクもあります。たとえば、抗菌薬を飲んでお腹を壊したり、皮膚に発疹が出たりした経験はないでしょうか。入院を必要とするような重度の副作用が起きる可能性は低いですが、生活の質を損ねるような軽度の影響は比較的起きやすいかもしれません。[9]

先述の厚労省の手引きでは、効果と副作用を天秤にかけた上で、「感冒に対しては、抗菌薬投与を行わないことを推奨する」と記載しています。

患者のために「念のため」と処方する抗菌薬が、むしろ患者の健康を損ねることにつながりかねないことが次第に認識されてきたのです。そのため、抗菌薬は予防的にではなく、必要なタイミングで必要な量のみ使う方向へとシフトチェンジしてきています。

それでは、最後の疑問にいきましょう。

「そもそも、実際には多くの医師が風邪に抗菌薬を処方しているのだから、なにかしら合理的な理由があるのでは？」

これについては、お医者さんの処方についての話になるので、薬剤師の私があれこれいうのは申し訳ない部分がありますが、一般的な理由についてご紹介します。

医師が抗菌薬を出すのには、当然ながらいくつかの理由があります。その中には、おそらく一般の方々にはあまり知られていない意外なものがあります。それは、

「患者さんが抗菌薬を欲しがるから」

というものです。

日本国内で行われた、医師を対象とした2018年のアンケート調査では、感冒に対して抗菌薬を処方する理由として、「感染症状の重症化防止」「細菌性二次感染の予防」「ウイルス性か細菌性かの鑑別に苦慮」に次いで4つ目に多い理由が「患者・家族の希望」でした。同調査では、患者や家族が抗菌薬処方を希望する割合は「0〜20％」が約半数という結果[10]で（つまり、もう約半数の医師は20％以上の割合で希望を受けている）、

抗菌薬を希望する患者さんが一定数いることがここからも分かります。

風邪症状に対して患者みずから抗菌薬を求めるのは、日本人だけの傾向ではありません。2018年に書かれた「どんな要因で医師は急性気道感染症に抗菌薬を処方するのか？」というテーマの海外の論文では、世界中の抗菌薬処方の研究をもとにその理由を探り、医師側の要因として次の3つを挙げています。[11]

【時間的な制約】時間に追われて、患者と話し合い、抗菌薬の有効性の低さを伝えることができない

【患者が抗菌薬を期待していると認識】医師は抗菌薬を望む患者に抗菌薬を多く処方する傾向がある

【医師の個人的要因】米国・英国・ペルーの医師には知識の不十分等が見受けられる

やはりここでも、患者が望むからという理由が挙げられています。**抗菌薬を出さないと納得できない患者さんは、世界中に一定数いるのです。そこで、医師は本当は必要がないと思いつつも、〝とりあえず〟抗菌薬を処方するケースがあるというわけです。**

仮に私が薬剤師ではなく、医療の知識もなく、風邪を引いて病院へ行き、医師が抗菌薬を出してくれたとしたら、それなりの満足感が得られたと思います。しかし、多くの研究の積み重ねの結果、抗菌薬が必要なケースは一般の方々が想像するよりもはるかに少ないという結論が出ているのです。

抗菌薬は古くて新しい問題

抗菌薬の適正使用は、古くて新しい問題です。

日本国内の論文検索システム「医中誌Ｗｅｂ」で「感冒　抗生物質」というキーワードを入れて検索した中で、私が見つけたもっとも古い原著論文は、１９５８年の『小児感冒に対する抗生物質使用の意義』という東大助教授による検討でした。少なくとも今から60年以上前から、風邪に抗菌薬を使うことの意義は研究対象とされ、そして実際に使われてもいたことが窺えます。

国立国会図書館の検索システムで医療従事者向け雑誌の記録を見ると、１９８７年の看護師向け雑誌に、病院の薬剤師が書いた抗菌薬の記事もありました。そこでは、抗菌薬を処方する理由は「二次感染の予防のため」「ウイルス性か細菌性かを判断することが難しいため」という理由が書かれています。[12] これらの理由が、これまで風邪の症状に抗菌薬が処方されてきた主な理由だったと思います。

けれども、今ではこうした理由で抗菌薬を推奨する医療専門誌の記事は、ほとんど見られません。すでに見てきたように、さまざまな研究が進み、抗菌薬の特性が明らかになってきたからです。

抗菌薬の使用をめぐっては、世界中で見直しの運動が進んでいます。その一番の理由は耐性菌の出現です。本来必要のない抗菌薬を使い続けた結果、薬の効かない耐性菌が増えてきているのです。その一方で、新しい抗菌薬の開発はどんどん難しくなっています。このままでは、いつか薬が効かなくなってしまう……そんな恐ろしい事態が懸念されています。

こうした状況の中で、2015年の世界保健機関（WHO）の総会では、日本を含む加盟国に対して、2年以内に薬剤耐性に対する国家行動計画を作ることが要請されました。[13] 一連の流れのなかで厚労省が作ったのが、前出の「抗微生物薬適正使用の手引き」です。

多くの医療従事者の頭の中はすでに「適正使用推進」に切り替わっています。しかし、一般の方々にはまだ、昭和の時代から続いてきた「風邪といえば抗菌薬」というイメージが強く根付いています。

風邪を引いた時には、無理してすぐに受診をするよりも、まずは様子を見ることが優先されるはずです。受診によって体力を消耗してさらに体調が悪化したり、他の患者さんから病原菌をもらって治りがむしろ遅くなったりする可能性もあります。

長くなりましたが、ここで冒頭の、

「①風邪を引いたら早めに病院に行くとよい（受診こそが最良の選択）」

がなぜ誤解であるかが、お分かりいただけたかと思います。

ただし、これは決して「風邪で受診するな」ということではありません。それはむしろ危険な考え方です。ここでお伝えしたいのは、私たちには「風邪症状でも受診しない選択肢がある」ということなのです。

知識を生かし、ドラッグストアを活用する

さて、抗菌薬についてここまで書いておきながら、ちゃぶ台返しするようで申し訳ないのですが、実は私たちの日常生活にとって「風邪に抗菌薬は不要」という知識は直接的には役に立ちません。

これは実際に風邪を引いた時のことを考えると明らかですが、そもそも一般の方々には「自分の症状が本当に風邪かどうかは分からない」し、「抗菌薬が必要かどうかは、個々の患者の状態を見て総合的に判断される」からです。

それどころか、**「風邪に抗菌薬は不要」を自己流に解釈すると「毒」にもなり得ます。**

まず、一番危険な自己流の解釈は、

「風邪に抗菌薬は要らないのか。じゃあ、私は受診しない！」

と受診を拒むことです。自分の症状が本当にただの風邪かどうかは、医師でなければ診断がつきません。風邪に見えて実は重い病気であることがあり、受診が遅れると命に関わることもありえるのです。

もうひとつの毒は、医師との信頼関係を失うことです。医師が必要と考えて抗菌薬を処方した場合に、患者側が、

「風邪に抗菌薬は不要なのに処方された。こんな医者は信用できない」

と思ってしまうかもしれません。せっかくの知識も、これでは医師と患者の信頼関係を崩してしまうだけです。医師に抗菌薬を処方された場合に「あれ？」と思った場合は、

処方する理由を率直に聞いたほうがよいでしょう（その理由に納得できなければ、病院を変えるのも一つの手です）。

このように、「風邪に抗菌薬は不要」という言葉は、それ自体は毒にも薬にもなる知識です。では、この知識を、私たちはどのように活用すればいいのでしょうか。

これから風邪を引いた時に備えて、ぜひ知っておいて欲しいことがあります。それは、ドラッグストア・薬局の活用方法です。

私たちの身の回りには健康を維持するための2つのインフラがあります。ひとつは「病院」、もうひとつは「ドラッグストア・薬局」です。これらをうまく使い分けることによって、不必要に病院にかかることを減らし、また受診すべき時に受診しないという事態も避けることができるのです。

本書ではこの後、重要な社会インフラの一つである「ドラッグストア・薬局」で受けられるサービス、商品、そして上手な活用法について、語っていきたいと思います。

第2章　ドラッグストアと市販薬で起きている「激変」

薬剤師の間で高まるドラッグストア人気

「ドラッグストアが薬学生の人気就職先に」

そんな記事が医療業界雑誌に載ったのは２０１８年のこと。一昔前なら一笑に付されていた話です。でも、今となっては笑う人は誰もいません。ドラッグストアはまぎれもなく人気上昇中の就職先だからです。[1]

私が薬学生だった20年ほど前、同級生たちにとってドラッグストアは敬遠される存在でした。正確には敬遠どころか、就職先候補として話題にすら上りませんでした。労働環境が悪い、薬以外の日用品も売らなくてはいけないことなどが不人気の理由。でも、それだけではありません。

当時、多くの薬学生にとって、市販薬は「薬」ではなかったのです。なぜなら、大学の授業で学ぶのは病院用の薬のことばかり。市販薬は蚊帳《かや》の外です。私の通った大学は臨床に強い教育カリキュラムが特徴とされていましたが、市販薬を学ぶ機会はありませんでした（少なくとも記憶にはありません）。今でも大学で市販薬が本格的に研究されている研究室は、全国を見渡しても非常に限られています。

病院の薬は、『高級』『高度』『カッコイイ』

市販薬は、『低級』『低度』『地味』

病院の薬を扱ってこそ薬剤師でしょ？　そんな意識が当時の私にはありました。本書を読まれている薬学関係者の方々の中にも、思い当たる節はあるでしょう。

それが今では、「市販薬販売にも携われるのがドラッグストアの魅力」などと言われて支持を集めているのですから、時代は変わったものです。市販薬の品揃えを増やしている薬局も増えています。

一般社団法人薬学教育協議会によると、２０２０年3月に卒業した全国の薬学生（6年制）の就職先は、「薬局」が29％、「ドラッグストア」は17～18％でした。[2] 首都圏の私大薬学部に絞って見ると、ドラッグストアに就職する学生の数は、薬局と同じか、それより多い学校が複数現れています。[3] **ドラッグストアの数は増え続け、近年は〝小売業界の勝ち組〟とも言われています。** 業績が良く、初任給が比較的高いうえに、薬剤師業界で現在ヘルスケア分野（様々な健康の悩みに幅広く応じること）への関心が高まっていることが、薬学生の間でドラッグストアが人気になっている秘密です。

皆さんは市販薬にどんなイメージをお持ちでしょうか？　日常生活の体調不良、不快感、健康の悩みを解消する。その手助けをしてくれるのが市販薬です。風邪、頭痛、花粉症などの飲み薬、あせも、虫刺されなどの塗り薬、肩こりや腰痛などの湿布薬は多くの人が使ったことがあるでしょうが、たとえば次のような症状に効く市販薬もあります。

・膀胱炎《ぼうこうえん》
・膣《ちつ》カンジダ
・虫歯（予防）
・無毛症
・過敏性腸症候群

・頻尿
・歯ぎしり

これらの薬には、風邪薬や頭痛薬のようにテレビCMが流れないものもあります。その存在さえ知らない方もいるようです。

市販薬が〝使える存在〟になっている背景には、時代の変化もあります。市販薬のラインナップは年々充実しています。「かかりつけの医師から、市販薬の〇〇を買って使うように言われた」といって来店される方もいらっしゃいます。市販薬の中には、病院と同じ成分のものがあるというだけでなく、病院では処方されない成分のもの（医療用医薬品にはないもの）さえあるからです。

「アレグラ」解禁がすべてを変えた

私自身も市販薬の恩恵を受けている一人です。私にとって花粉症薬アレグラの市販化はまぎれもなく画期的な出来事でした。小学生のころから花粉症持ちで、毎年2月になると病院でアレグラを処方してもらっていましたが、大学生、社会人になってからは、忙しい日々の合間をぬって病院に行くのが面倒でたまりませんでした。

私「花粉症みたいです」
医師「花粉症で来院される方、増えてきましたよ。薬で眠くなったことはありますか？」
私「ないです」
医師「じゃあ、〇〇〇薬を出しておきますね」
私「……」

毎年、内科を受診するたびにこんな通り一遍のやりとりを繰り返していました。薬をもらうためにはこれが当たり前で、仕方のないことだと思っていたのです。

けれども、２０１２年11月、アレグラが市販薬「アレグラＦＸ」として登場しました。受診しなくてもアレグラが手に入るという、大きな出来事です。

２０１６年には同じ成分で「アレグラＦＸ」よりも値段の安い、いわゆるジェネリック品が販売開始されました。おまけに、薬剤師が不在の時でも購入できるようになったのです。

これが、市販薬の花粉症革命です。私自身も、今はこの「アレグラFX」のジェネリック品（「アレルビ」など複数ありますが、いずれも成分は同じです）を飲むことで、花粉症シーズンでも受診することなく対処できるようになりました。市販薬さまざまです。

2011年に鎮痛薬のロキソニンが、「ロキソニンS」として市販化されたことも画期的でした。病院で処方される最も有名な鎮痛薬の一つであるロキソニンが市販薬になったことで、頭痛、生理痛、歯痛など幅広い痛みに対して病院と同じ対処が自分でできるようになったのです。「医師から市販のロキソニンを買って対応してよいと言われた」というお客さんは、今では当たり前のようにたくさんいます。安価なジェネリック品も多くのドラッグストアに出回っており、経済面でも以前より手に入れやすくなっています。

「アレグラFX」と「ロキソニンS」の登場は、軽度な症状であれば受診せずに対処できるようになった時代を象徴する出来事でした。

病院の薬と市販薬の違い

「病院の薬と、市販の薬は何が違うの？」

これは私が市販薬をテーマとするブログを始めてから、一般の方によく聞かれるようになった質問です。薬剤師にとっては当たり前すぎることで、それまでは考えたこともありませんでしたが、これはとても重要な疑問です。

答えは簡単。医師の処方箋が必要かどうかです。病院の薬を買うには、まず受診をして、お医者さんに病状を診てもらい、症状に合った薬を処方してもらいます。一方、市販薬を買うときは、お医者さんの処方箋は要りません。ドラッグストアや薬局で購入することができます。

あまり知られていないところでは、値段のつけ方も違います。病院の薬（公的医療保険の対象になる薬）の値段は、全国どこでも一律です。病院も薬局も、勝手な値引きはできません。この決められた薬の値段のことを「薬価」といいます。

薬価には国の定める〝値付けルール〟があります。たとえば新薬であれば、薬価を決める計算式がいくつかあります。２０１９年にがん治療薬の新薬「キムリア」が３３４９万３４０７円という高額の薬価となり話題になりましたが、これは国が定める「原価計算方式」による値段でした[4]。

ちなみに米国では、日本とは違って製薬企業側が薬の値段を決めることができるとされています[5]。そのため、「高価すぎる」といった批判的な報道を見ることもあります。日本の病院の薬でも、一定の公的ルールに基づいているとはいえ、いまは薬価を抑える方向にルールの見直しが繰り返されており、薬価の動向は常に製薬企業や医療関係者の注目を集める話題です。

さて、市販の薬の値段はといえば、こちらは自由につけることができます。ドラッグストアや薬局では自由に薬を値引きして販売していますよね。高すぎるものは売れず、安すぎるものは儲かりません。そして、医師が選択し処方する病院の薬とは違い、お客さん自身が選ぶことのできる市販薬は、いかに消費者の目に留まり、店頭で手にとってもらうかが重要になります。テレビや雑誌といったマス向けの宣伝が市販薬にたくさんあるのは、このためです（病院の薬は一般消費者向けに宣伝することができません）。

病院の薬と市販薬では、販売方法も値段のつけ方も、選ばれるプロセスもまったく違います。市販薬は病院の薬と比べると、あらゆる面で消費者自身の主体性が求められる商品なのです。

市販薬は病院薬の劣化版？

病院の薬と市販の薬では、肝心の〝効果〟はどう違うのでしょうか？　「市販薬だからそんなに強くないよね」と言いながら市販薬を選ぶお客さんがいます。そうですね、市販薬が対処できるのは軽い症状だけ。「市販薬は、大して効かない、気休めのようなものでしょう」と世間から言われてもむべなるかな――私自身も、以前はそう思っていました。薬学生の頃は、言葉は悪いですが〝市販薬は病院の薬の劣化版〟という意識がありました。ところが、自分が実際に市販薬の販売業務に携わるようになって、これが大きな誤りであることに気づいたのです。

その**理由のひとつは、第1章で風邪薬について見たように、病院と市販で同じ成分の薬が多い**ことです。

市販薬には、「要指導医薬品」「第一類医薬品」「第二類医薬品（指定第二類医薬品）」「第三類医薬品」という4つの分類があります。このうち、要指導医薬品は、主に病院用の薬から市販薬に転用され、かつ転用されてからの日がまだ浅い薬です。[6]　２０２１年4月現在では、目薬の【精製ヒアルロン酸ナトリウム】（「ヒアレインS」）など8成分

（劇薬を除く）があります。今は要指導医薬品ではなくても、「ロキソニンSテープ」や「セレキノンS」、「エパデールT」など、かつてはこの分類に属していた薬も数多くあります。

要指導医薬品は、販売後に一定の期間を経て（原則3年）、その安全性が確認されると「第一類医薬品」となり、さらに1年経つと「第二類医薬品」「指定第二類医薬品」「第三類医薬品」のいずれかに振り分けられます。**一～三の番号が振られているこの分類を「リスク区分」といいます。その名の通り、副作用などの危険度の大きさを示すもので、数字が小さいほど使用には慎重さが求められるとされています。**自宅にある市販薬の外箱を見てください。必ずこの4つのどれかが記載されているはずです。市販薬は、薬局のカウンター越し（over the counter）に販売されることから、「ＯＴＣ医薬品」とも呼ばれます。

特に要指導医薬品と第一類医薬品は慎重に使う必要があるので、薬剤師が利用者の症状を聞いて、安全性を確認できた場合にのみ販売することが法律で義務付けられています。ちなみに、２０１１年に市販化された「ロキソニンＳ」などのように、第一類医薬品のままに据え置かれている薬もありますが、いずれは指定第二類へ移行する可能性もあります（個人的には、適正に使用されない可能性が高いため反対ですが、そうした市販薬の問題点については第6章で説明します）。

ところで、「スイッチOTC医薬品」[7]という言葉をご存知でしょうか。医療用から市販薬に転用（スイッチ）された成分を含む市販薬は、スイッチOTC医薬品と総称されています。その数は2021年1月時点で88成分。[8]民間の調査会社によると、2017年時点でスイッチOTC医薬品の市場規模は一般用医薬品市場全体の4分の1相当であり、風邪薬（総合感冒薬）のカテゴリーにいたっては67％に上るとされています。[9]

「ロキソニンS」（鎮痛薬）、「イブクイック頭痛薬」（鎮痛薬）、「バンテリンコーワパップS」（貼り薬）、「アレグラFX」（花粉症薬）、「アレジオン20」（花粉症薬）、「ブテナロックVα」（水虫薬）、「ルルアタックEX」（総合感冒薬）といった、テレビCMでお馴染みの市販薬の多くがスイッチOTC医薬品です。市販薬のなかにも、医療用と同じ、あるいはそれに近い薬が数多くあるのです。

「市販薬〝だから〟そんなに強くないよね」というお客さんの思いの裏には、病院用の薬が『一流』で、市販薬が『二流』というイメージがあるのかもしれません。ピラミッドの上半分が病院の薬、下半分が市販薬で、病院の薬の方が常に優れているというわけ

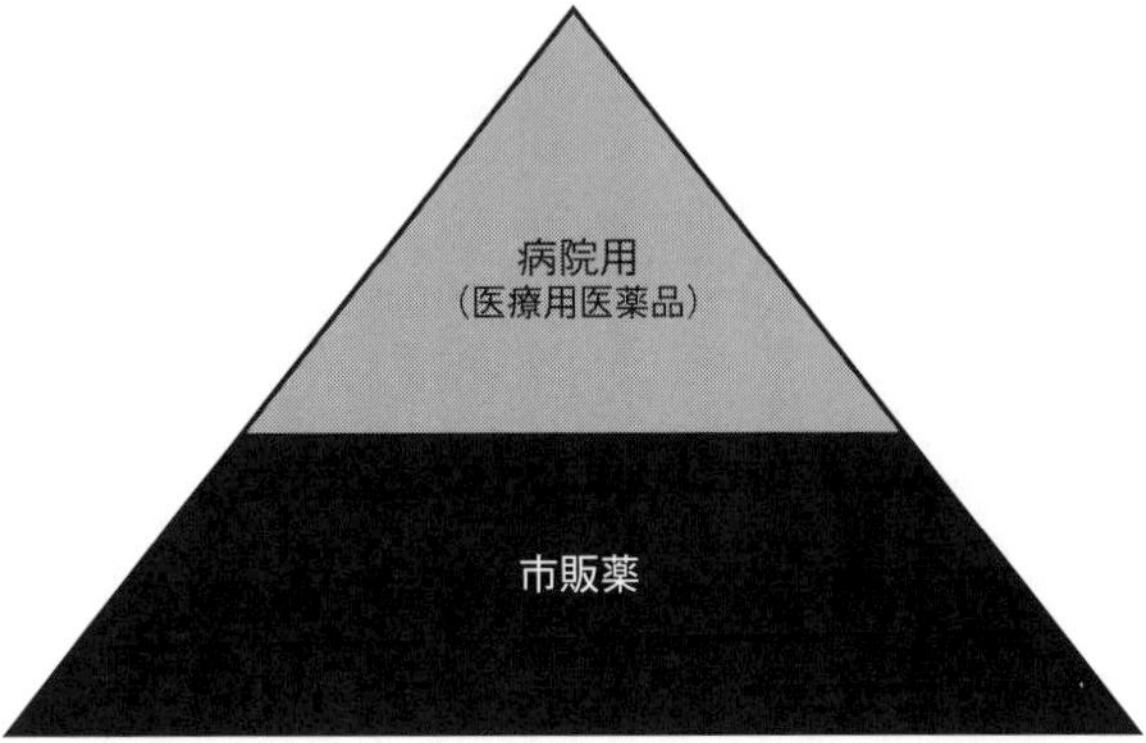

図表２　従来の「病院用薬」と「市販薬」の関係イメージ

です（［図表２］）。

しかし、薬学の視点からすると、両者の関係はこのようなはっきりとしたピラミッド型ではありません。互いに重なる成分があり、両者の境界線は時に曖昧です。本書でこれから述べるように、常に病院の薬が優れていて、市販薬が劣っているというわけでもありません。

両者の関係をより分かりやすい図にするならば、［図表３］のように、右端が病院用の薬で、そこから左に要指導医薬品、第一類医薬品、第二類医薬品……と連なるイメージです。**市販薬と病院の薬は、地続きのグラデーションのようなもので、「市販薬だから病院の薬と違って効かない」「市販薬だから病院の薬と違って副作用がない」といった区別は、本来できません。**

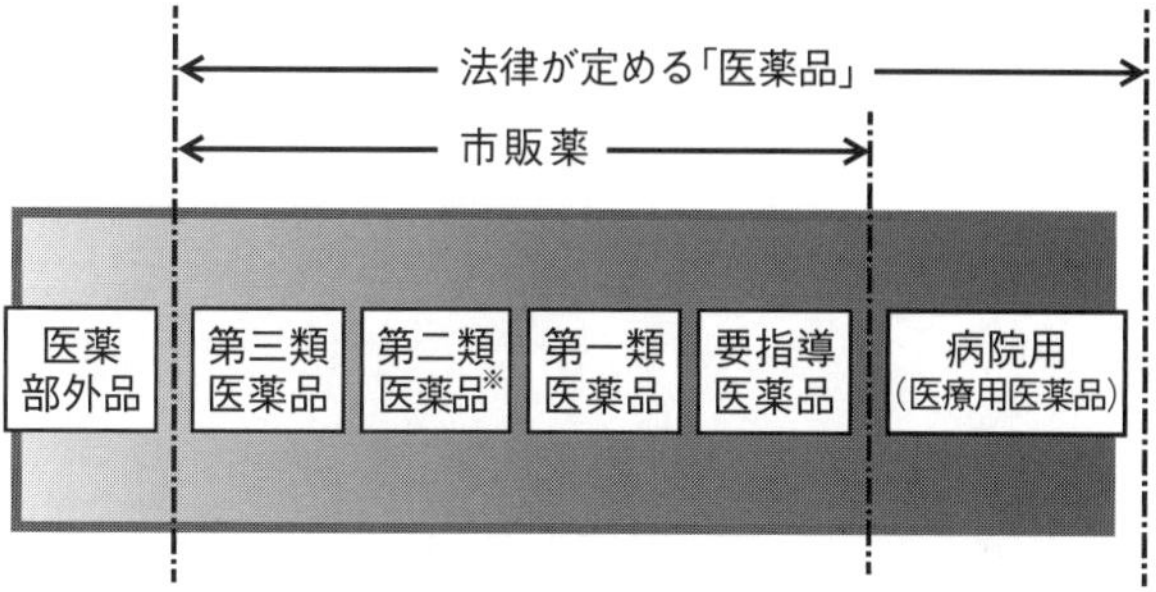

※指定第二類医薬品を含む

図表３　「病院用薬」と「市販薬」の関係は流動的

後に述べることになる副作用の面から考えても、「市販薬の効き目は気休め」ではないのです。

この図の右側に位置する薬ほど、入手や管理の規制が厳しい傾向がありますが、成分の境界線は曖昧です。どの薬が自分にとってベストなのかは症状次第で変わります。

ちなみに、一番左にある「医薬部外品」とは、「指定医薬部外品」のことです。代表的な商品に「新ビオフェルミンS」などがあります。この整腸剤はかつて医薬品でしたが、規制緩和によって指定医薬部外品になりました。[10] 医薬部外品は、一般的には医薬品よりもさらにリスクの少ないものとされています。医薬品ではないので、お店側は薬剤師や登録販売者がいなくても販売することができ、街のコンビニなどでも売られています。

病院薬と市販薬の「壁」が融解する未来

薬学においては、十分に規制緩和された市販薬は、病院薬と見分けがつきません。待っているのは、病院薬と市販薬の「壁」が融解する未来です。では、壁が溶けると、何が起きるでしょうか。

まず、今までよりも簡単に、効果の高い薬を買えるようになります。病院へ行かずに市販薬で済ませられるケースがますます増えてくるでしょう。

海外に目を転じると、日本では病院でしか入手できない薬が、街の薬局・ドラッグストアで購入できる例が多々あります。

欧州セルフケア産業協会のデータベースによると、テレビCMでもおなじみの花粉症薬クラリチン（成分名【ロラタジン】）は、日本では2017年に市販薬にスイッチして「クラリチンEX」として発売されましたが、この成分は英国では1993年、米国では2002年にすでに市販化されていました。また、日本では今でも病院でしか処方されない、逆流性食道炎などに使う薬のネキシウム（成分名【エソメプラゾール】）やオメプラール（成分名【オメプラゾール】）の成分は、米国や英国では市販薬として販売されています。他にも、日本国内では2017年に議論の末、市販化が見送られた緊急避妊薬のノルレボ（成分名【レボノルゲストレル】）の成分は、すでに米国・英国・中国など数十ヶ国で市販化されています。[11]

海外で市販化されているから日本でも市販薬にすべき……と一概に言うことはできませんが、これまでの傾向からすると、いま海外で市販化されている成分は、将来日本でも市販化される可能性があるといえます。

もうひとつ注目したいのが、市販化の流れと並行して起きている〝保険外し〟と呼ばれる議論です。これは私たちが公的医療保険によって1〜3割負担で受け取っている病院の薬を、公的保険の対象から外すというものです。保険外しに関連するメディア報道は、徐々に増えている印象があります。

2019年8月、企業の健康保険組合の団体「健康保険組合連合会」が花粉症薬を保険から外す提言を行い、テレビや新聞で大きく報じられました。「市販薬として購入できるものが病院で処方され、1〜3割負担で利用者に提供されていることで、医療費を増やしている」という指摘で、保険適用から外した場合の年間の薬剤費削減効果は最大597億円になるとの試算でした。[12]

これに先立つ同年7月には、日経新聞が市販薬と同じ成分を含む医療用医薬品の処方額を調べたところ、2016年度で5469億円に上ったとする独自の調査結果を一面で報じました。最も多いのは、主に湿布薬に使われる成分の702億円でした。

花粉症薬や湿布薬に限らず、市販薬で購入できる薬が保険で処方されるのはおかしいとする議論は、過去にも何度か起きています。近年では、病院で皮膚疾患の患者などに保湿剤として処方されるヒルドイドが、市販でも同じ成分の薬を購入できるにもかかわらず、美容目的で安価に手に入れたい利用者に対して数多く処方されているということが話題になり、ヒルドイドを保険で処方することを止めるべきではないかという声が一部で上がりました。

今のところ、花粉症薬や保湿剤などの保険外しは実施されていません。**しかし今後も、「市販薬で入手できるものを、保険でまかなうのはムダではないのか」という声は、事あるごとに出てくることになるでしょう。**

病院薬と市販薬の「壁」が融解する未来は、私たちの病院へのかかり方さえも、根本から変えていくことになるのです。

「薬のナビゲーター」という存在

今後の日本では「市販薬をうまく、安全に使いこなす」という新しいスキルが求められることになるでしょう。そのような時代の到来に向けて、どんな備えが必要か。国民一人一人が市販薬の勉強をする……？　それは理想ではありますが、あまり現実的ではないように思います。

私が考えるもっとも現実的な方法は、市販薬の専門家を活用することです。

そこで、市販薬を販売している「場所」と「人」について説明をしたいと思います。

そもそもですが、ドラッグストアと薬局を混同している人はたくさんいます。マスメディアさえ、ドラッグストアのことを薬局と誤って呼んでいることがあります。

薬局（正式には保険薬局と言います）とは、病院の処方箋を受け付ける場所です。患者さんの待合室があって、薬剤師が薬を用意する調剤室があって、調剤に使う乳鉢《にゅうばち》や薬匙《やくさじ》などが用意されているのが薬局です。

ドラッグストアとは、主に日用品や薬を販売している店のことで、法律用語では「店舗販売業」と言います。処方箋は受け付けないので乳鉢などはありません。昔の大手ドラッグストアはほとんどがこの店舗販売業だったのですが、近年は「調剤併設型ドラッ

病　院	ドラッグストア・薬局
①検査と診断を提供。ただの風邪に見えて実は重い病気などを見抜ける。ただし、受ける側は時間と労力が必要。 ②必要に応じて市販薬よりも症状を抑える効果が高い病院用の薬を提供	①症状を抑える市販薬の提供。病院の薬に近い成分の薬の提供も可能。受ける側が費やす時間は短くて済む。 ②現時点で受診が必要かどうかのアドバイスを提供

図表4　風邪の症状に対する提供サービスの違い

グストア」と呼ばれる薬局が備わったお店が増えてきました。ただし、店舗販売業と薬局の仕事は基本的にはそれぞれ独立しています。

処方箋を持っていくときは、薬局か調剤併設型ドラッグストアに行くことになります。薬局とドラッグストアで受けられるサービスを、風邪薬を例に見ていきたいと思います。

［図表4］にあるように、私たちが風邪を引いた時、病院が提供してくれるサービスは主に次の2つです。

①検査と診断（ただの風邪に見えて実は重い病気などを見抜く診断ができる）
②市販薬よりも効果の高い薬の処方

風邪の診療における医師の最大の役割は、「風邪に見えて実は風邪ではない病気を見抜くこと」だとされています。つまり、診断です。これは医師にしか提供できない職能です。そしてもうひとつは、症状に応じて、市販薬よりも効果の高い医療用の薬を処方できることです。よって、ただの風邪（感冒）であったとしても、市販薬では症状がおさまらず辛い状態が続く場合は、医師による処方薬が役に立ちます。

一方、病院を受診する必要があるかどうか迷う場合は、ドラッグストア・薬局が有用です。ここでは２つのサービスが提供されます。

①症状に適した市販薬の選定と販売。病院の薬と同じ成分の薬も購入できる
②受診が必要かどうかの見極め

市販の風邪薬は、一般的なドラッグストアでも20〜30種類あり、それぞれ特徴やコストパフォーマンスが異なります。症状が辛い時には選ぶのも大変でしょう。そこで薬剤師や登録販売者といった薬の専門家が、症状に適した市販薬を選んでくれます。なるべく病院で処方されるものと近い成分が欲しいと伝えれば、それにも応じてくれます。

もうひとつのサービスは、受診が必要かどうかの見極めです。症状を聞いて「病院に行く必要があるか、いまのところ家で安静にしていてもよいか」を判断するのです。

風邪症状であれば、自然治癒する感冒なのか、受診が必要になりそうな気管支炎や咽頭炎等なのかを考えます。もちろん、薬剤師は病気を「診断」するスキルは持っていませんし、それは医師にしかできないことですので、あくまで「受診が必要か」の判断が職域の限界ではあります。

受診が必要かどうかを判断する行為を、専門用語で「受診勧奨《じゅしんかんしょう》」といいます。実際、大型書店で薬剤師向けの専門書のコーナーに行けば、受診勧奨のスキルを磨くための書籍がたくさん並んでいます。これはすべての薬剤師・登録販売者の基本的なスキルとして、誰もが学んでいることであり、ドラッグストア・薬局の主要なサービス（といってもお金にはなりませんが）の一つなのです。

この健康相談こそが、ドラッグストアが他の小売業と一線を画す最大の特徴です。日本の法律では、市販薬を販売するには、薬剤師か登録販売者のどちらかがいなければ開店できません。このため、ドラッグストアでは営業時間内にはどちらかが最低1名は店にいて、利用者の薬の相談に応じられるようになっています。

登録販売者とはかつて「薬種商」と言われていた資格職で、2009年から始まった「登録販売者制度」によって新たに設けられた市販薬の専門家です。〝登録販売者〟だけでは何の販売者かが分からないので、最近は「医薬品登録販売者」とも呼ばれます。

では、薬剤師と登録販売者にはどのような違いがあるのでしょうか。

薬剤師とは、大学の薬学部を卒業して薬剤師国家試験に合格した人達のことです。薬剤師国家試験は薬学部を卒業しなければ受験できないので、薬剤師になるには必ず薬学部に通う必要があります。薬学部は2005年度入学生までは4年制でしたが、より臨床現場に対応できる教育を行うために、今は6年制となっています。薬剤師は全国に届け出ベースで約30万人おり、近年は毎年5000人ほどのペースで増えています[13]。年に一度行われる薬剤師国家試験の合格率は、全体で70~80%ですが、受験者の出身大学によって大きな差があり、合格率が40%を下回る大学もあります。

登録販売者は、登録販売者試験という市販薬の試験に合格した人達です。学歴は関係なく、誰でも受験することができます。各都道府県で毎年一度行われ、合格率は全国平均で45%前後です。登録販売者制度がスタートして以来の累計合格者（延べ数）は約30万人で、毎年2万5000人ほどが合格しています[14]。登録販売者は試験に合格しても、資格者として正式に認められるには2年の実務経験が必要であり、また就業者は資格取得後も外部研修を毎年受けることが厚労省から指示されています。[15]

薬剤師と登録販売者の能力の違いはというと、あくまで一般論ですが、薬剤師は薬の効果はもちろんのこと、薬同士の飲み合わせや、副作用などを含めた幅広い相談に応じることができます。また科学的根拠（エビデンス）に基づいた情報提供にも強い傾向があります。

一方の登録販売者は、市販薬だけでなく、マスクなどの日用品の知識も豊富に持ち合わせているので、薬以外の商品にも興味がある場合に相談すると頼りになります。私自身も、シャンプーなどの日用品にはあまり詳しくないので、登録販売者のスタッフの力を借りることが多々あります。登録販売者の経歴は、薬剤師よりも多様です。元看護師などの医療従事者や、他のヘルスケア産業で働いていた人もおり、商品のジャンルによっては薬剤師よりも上手に生活相談に乗ってくれることがあるでしょう。

スタッフの数が少なく、接客する時間がないほど忙しい店も少なくないのは事実ですが、ほとんどの薬剤師と登録販売者は、薬の情報提供を通じてお客様に喜んでいただき、役に立つことを喜びに感じる人たちです。**彼らの中には、「相談してくれれば色々な情**

報を提供できるのに……」ともどかしく思っている人も多いと私は感じています。また、最近は薬局でもドラッグストアでも、身近な健康相談に乗れる場所を目指している店が数多くあります。薬剤師は一昔前に比べると市販薬の勉強にも熱心で、薬そのものだけでなく、健康全般の相談にも乗れるよう努力をしています。

信頼できる薬剤師や医薬品登録販売者を見つけることができれば、市販薬を今よりずっと有効に、安全に活用することができるはずです。

そして、上手にコミュニケーションをとるには、やはり少しは市販薬のことについて知っておく必要があるように私は感じます。

次の章からは、いよいよ個別の薬について、話を進めていきます。

第3章　「バファリン」と「イブ」は何が違うのか？

薬の特徴を〝パターン〟で捉える

体調不良で向かったドラッグストアの薬売場で、愕然《がくぜん》とした経験はありませんか。何なんだ、この種類の多さは……、と。

ドラッグストアの薬売場では、そのあまりの種類の多さに立ちすくみ、パッケージを見比べながらウンウン唸っているお客さんをよく見かけます。市販薬はとにかく種類が豊富です。似たような効果の薬だけでも数十種類あり、薬選びに困るのは当然です。

たとえば解熱鎮痛剤と呼ばれる痛み止めの商品は、厚労省から製造承認が下りているもので現在４００種類以上はあります。正直にいえば、ドラッグストアの薬剤師でさえ「聞いたこともないような薬」がごまんとあるのです。

では、薬剤師はどのように薬を見比べ、評価しているのか。着目するのはもちろん

「成分」です。お客さんから聞かれた際にも、薬の成分を知っていればその特徴をある程度答えることができます。それに、実は市販薬の成分には、ジャンルごとにいくつかの〝パターン〟があるのです。そのパターンを知っていれば、薬の特徴は一目瞭然です。違いがなさそうで、意外とあるのが市販薬。この章では個々の薬の知識を通じて、市販薬選びの〝心構え〟を提案していきたいと思います。

〈うがい薬〉風邪に処方されるうがい薬は買える

うがい薬を知るには、2つの成分があります。この2つを知るだけで、選び方は半分終わったも同然です。

その成分とは、**菌やウイルスを殺菌・不活化する【ポビドンヨード】**と、**消炎作用のある【アズレンスルホン酸ナトリウム】**です。医療用でも市販でも、うがい薬の大半はこのどちらかを使っていますが、効果はまったく異なります。

【ポビドンヨード】は、消毒薬です。代表的な商品は、昔からお馴染みの「イソジンうがい薬」。あの茶色い液体の商品はみな、ポビドンヨードが入っています。ポビドンヨードは、殺菌成分のヨウ素（ヨード）を、皮膚粘膜への刺激を減らすように加工したもので、菌にもウイルスにも効果があり、しかも人体への刺激が少ないという利便性から、1950年代に開発されて以来世界中に広まりました。[1]なんと、1969年にアポロ11号が月面から地球に帰った際、船体の洗浄にも使われたとされています。[2]傷口の消毒などの外用にも使われるのはご存じの通りです。

2020年8月、大阪府の吉村洋文知事は会見を開き、「ポビドンヨードを含むうがい薬を使ったことによって、新型コロナウイルスのPCR検査で陽性が出る確率が下がった」と発表しました。それによって、「イソジン」などのうがい薬がドラッグストアから消える騒ぎが起こったことは記憶に新しいでしょう。もっとも、これは十分な科学的な裏付けが不足したため、翌日には知事自ら「予防薬でもなければ治療薬でもない」とすぐに釈明することになりました。

もうひとつのうがい成分は**【アズレンスルホン酸ナトリウム】**（以下、アズレン）という成分です。アズレンはハーブとして知られるカモミール（カミツレ）由来の成分で、炎症を抑える働きがあります。[3]医療用医薬品ではアズノールが有名ですが、市販薬としても「パブロンうがい薬ＡＺ」や「浅田飴ＡＺうがい薬」などがあります。ＡＺはアズレンのＡＺ（アズ）と覚えておくといいでしょう。風邪で喉が痛いとき、病院で濃い青色のうがい薬を処方されたことはありませんか？　あれがアズレンです。

過去に風邪で処方されたうがい薬を思い返すと、大抵は右の2種類のどちらかだったのではないでしょうか。ということは、喉の症状に対して病院で出されるうがい薬は、市販でも手に入るということです。

ポビドンヨードとアズレンの使い分け方は簡単です。喉の痛みが強いなら、炎症が起きているのでそれを抑える消炎効果のあるアズレンを選びます。痛みがそれほど強くなく、喉の殺菌・消毒をしたいのならばポビドンヨードを選びます。例外もあるとは思いますが、ざっくりいえばこの使い分けが基本です。

ただし、簡単なうがい薬選びにも、こまかくいえば幾つかの注意点があります。

まず、ポビドンヨードは体内の甲状腺ホルモンに影響を与えることがあるので、甲状腺に病気をお持ちの方は使用前に、医師・薬剤師・医薬品登録販売者に相談する必要があります。また、うがいは何度もすればよいというものでもありません。京都大学の2005年の研究では、ポビドンヨードでのうがいよりも、水うがいのほうが風邪を予防できたとする報告がされています。この研究では、風邪〝予防〟への効果に疑問が呈されただけでなく、ポビドンヨードの刺激が喉の粘膜を痛めたり、常在菌《じょうざいきん》まで殺してしまう可能性にも(あくまで可能性ですが)言及しています。[4] この論文の解釈にはやや慎重になったほうがよいと思われますが、何も症状がない時に消毒成分の入ったうがい薬を使いすぎると、逆効果となる可能性もあるのです。

また**妊婦さんが「妊娠中の風邪やコロナ予防に」と、頻繁にうがいを心がけることがありますが、国立成育医療研究センターでは、ポビドンヨードのうがい薬を使いすぎると母体や胎児の甲状腺機能に影響が現れるとして、感染予防としての日常的な使用は避けるように注意喚起しています。**

「色」も侮りがたい問題です。ポビドンヨードは黒紫色、アズレンは濃い青色と、どちらもはっきりした色をしています。朝の出勤前に急いでうがいをして、白いYシャツに飛び散ってしまった……そんなお客さんに出会ったことがあります。このような憂き目に遭いたくない人には、透明なうがい液もあります。【セチルピリジニウム】という殺菌成分を使った「新コルゲンコーワうがいぐすり」などです。総合的な殺菌消毒力はポビドンヨードにやや劣るかもしれませんが、[5] 無色透明な水道水に近い感覚でガラガラうがいできます。

ポビドンヨードの代表的な商品である「イソジンうがい薬」や「明治うがい薬」は、

成分濃度は7%で、医療用と同じです。ポビドンヨード薬の製品ごとの主な違いは味と値段で、効果の差はないと考えられています。ポビドンヨードを使った安価なうがい薬は多くのドラッグストアで用意されていますので、ブランドと味にこだわりがなければ、安い方を試してもよいでしょう。

アズレンは商品によって原液の表示濃度が違います。ということは、濃度が高い製品を選んだ方がいい?と思いきや、実はアズレンは希釈する倍率が製品によって異なり、パッケージに記載された原液の濃度が異なっても、説明書通りに水で薄めると、あら不思議、最終的な濃度は同じになるのです。私が以前、代表的なアズレンうがい製品をいくつか調べたところでは、水に薄めた後の濃度はすべて同じになりました。つまり、どれを買ってもよいということです。市販のアズレンうがい薬は、医療用のアズレンの半分ほどの濃度になります。

ちなみに、イソジンはムンディファーマという海外の会社の製品で、日本以外では主に「ベタダイン(betadine)」という名前で販売されています。海外で必要になった時は、現地のドラッグストアで「ベタダイン」を探してみてください。私が数年前にアジアの大手ドラッグストア・ワトソンズで見た「ベタダイン」は、インテリア雑誌に出てくるような高級感あふれる瓶の容器でした。

なお、のどスプレーも、ここで紹介した方法で選ぶことができます。実はうがい薬とのどスプレーは、ほとんど使っている成分が同じなのです。うがいをするか、喉に吹きかけるかの違いです。「のどぬ～るスプレー」はヨウ素、「フィニッシュコーワ」はポビドンヨード、「浅田飴AZのどスプレーS」はアズレンが、各成分の正体です（ヨウ素の刺激性を緩和させたのがポビドンヨードとされています）。

〈鎮痛薬〉おさえておきたい4つの成分

市販の痛み止めには、おさえておきたい4つの成分があります。**伝統派の【アセチルサリチル酸（アスピリン）】、新興勢力の【イブプロフェン】と【ロキソプロフェン】、穏健派の【アセトアミノフェン】**です。他にもあるのですが、これらの成分が鎮痛薬市場の4大勢力といっていいでしょう。この4つを知ることで、初めて「痛み止め」という広大な地図の全体像が見渡せます。ひとつずつ見ていきましょう。

アセチルサリチル酸は1897年にドイツで開発された、昔ながらの痛み止めの代名詞です。ヤナギの木の抽出物を分解したサリチル酸を元に作られた成分で、[6] 高い鎮痛作用が評価され、世界中で使われるようになりました。今でも日本の病院で使われている薬ですが、現代においては痛み止めというよりも、血栓をできにくくする薬（抗血小板薬）として認知されています。代表的な市販薬には「バファリンA」がありますが、アセチルサリチル酸だけを鎮痛成分として配合した薬は今やかなり少数で、同じバファリンシリーズでも「バファリンプレミアム」はアセトアミノフェンとイブプロフェンの配合薬でアセチルサリチル酸は使われていませんし、「バファリンEX」はロキソプロフェンが成分です。

これに対して商品数が多いのは、新興勢力の【イブプロフェン】という成分です。イブプロフェンはアセチルサリチル酸（アスピリン）の弱点を克服するために作られた薬です。その経緯を簡単に紹介します[7]。

イブプロフェンは、イギリスのブーツ社で作られました。発見したのはスチュワート・アダムスさんという薬剤師で、同社の研究部門に身を置いていました。

その頃の彼の仕事は、副作用が少なく効き目の高い関節リウマチの薬を作ることでした。当時はアスピリンが鎮痛薬として有名でしたが、大量に摂取すると重篤な副作用が生じることがあったため、イギリスでは１９５０年代には人気を失っていたのです。

そのためアダムスさんは、アスピリンに代わる、副作用の少ない鎮痛薬を作るための研究を重ねました。10年越しの研究の末、開発された成分は【イブプロフェン】と名付けられ、１９６１年に特許を申請、その８年後に病院用の処方薬として発売されます。市販薬としてドラッグストアで売られるようになったのは１９８３年のことで、アメリカでも翌年から市販化されました。アダムスさんは２０１９年１月に95歳で亡くなりましたが、その物語はＢＢＣのニュースにもなり、世界を変えた鎮痛剤の発見が称えられました。[8]なお、これほどの快挙を成し遂げたアダムスさんではありますが、生前に会社から支払われた特許料は１円もなく、「この薬で損をしたのはたぶん自分だけだろう」と冗談のように語っていたそうです。

イブプロフェンは日本では頭痛・生理痛薬の成分として、「イブ」シリーズをはじめ多くの商品に使われています。イブプロフェンを配合した鎮痛薬には「アダムＡ錠」という商品もありますが、これが開発者アダムスさんからとられた名前なのか、それとも先行商品「イブ」から〝アダムとイブ〟の連想でつけられた名前なのかはメーカーに問い合わせても分かりませんでした。

日本人ばかり大量消費する「ロキソニン」

もう一つの新興勢力は【ロキソプロフェン】。これまでにも紹介した「ロキソニンS」等の成分です。これもまた、胃への副作用が少ない痛み止めとして開発されました。

ロキソニンは〝内弁慶〟な薬です。開発したのが日本の製薬企業ということもあり、日本国内では幅を利かせた存在ですが、国外に出ると存在感はほぼありません。2018年時点で中国やベトナム、タイなど海外27ヶ国の市場に出ていますが[9]、先述の【イブプロフェン】の代表的な製品である「ブルフェン」が米国・英国をはじめ90ヶ国以上で承認されているの[10]と比べると、その販路は非常に限定的です。私自身、海外のドラッグストアで「ロキソニンを下さい」と聞いても、「それは何の薬ですか？」と首をかしげられた経験が何度もあります。

世界保健機関（WHO）が効果や経済性などを総合的に評価した必須医薬品モデルリスト「WHO model list of essential medicines」の2019年版にも、アスピリンもイブプロフェンもアセトアミノフェンも入っていますが、ロキソプロフェンはありません。だから薬として劣っているというわけではありませんが、**海外では入手困難なので、鎮痛薬を購入したい場合はイブプロフェンなどで代替する必要があるでしょう。**

ちなみに、日本人ばかりが使っている薬というと、他に【トラネキサム酸】もあります。喉の痛みに対してよく処方される他、市販薬では「ペラックＴ」や「ベンザブロックＬプレミアム」などに使われている成分で、こちらも日本で開発された薬です。ところがトラネキサム酸は、海外では喉の痛みには用いられず、月経出血などを緩和する出血予防の薬として使われています。世界中の医学論文が検索できるデータベースPubMed（パブメド）で検索しても、ほとんどが止血剤として用いた研究であり、喉の痛みにトラネキサム酸を使うことは世界的には稀だということが分かるのです。実際、ＷＨＯ必須医薬品モデルリストの中でも、トラネキサム酸は血液系の薬としてリストに入っています。だから喉の痛みに効果がないということではありませんが、私たちが当たり前のように使っている有名な市販薬でも、少し紐解けば決して当たり前でないこともある、ということは覚えておいて損はないでしょう。

さて、最後の派閥である【アセトアミノフェン】は、誕生は１８００年代と古い成分ですが、痛み止めとして世界的に使用されたのは１９４９年以降とされています。[11] アセトアミノフェンは穏健派の薬です。今まで見てきた３つの薬と違い、胃への負担の心配がなく、何より胎児や小さな子供への影響が少ないことから、妊婦さんやお子さんにも使えるという特徴があります。医療用の薬はカロナールといい、代表的な市販薬には「タイレノールA」があります。

アセトアミノフェンの欠点は、炎症を抑える効果が弱いことです。他の3つの痛み止めが炎症と痛みを両方取り除く効果のある成分であるのに対して、アセトアミノフェンには炎症を抑える作用はほとんどないと考えられています。そのため市販薬においては、関節痛や歯の痛みなどの炎症を伴う痛みには、別の薬を選ぶ方が好ましいとされています。また、効果もマイルドです。アセトアミノフェンはある程度の量を飲むと高い鎮痛効果を得られることが分かっていますが、日本の市販薬に配合されるアセトアミノフェンの量は抑えられているので、医療従事者からすると「え？ これしか入ってないの？」と思うことでしょう。他の痛み止めと比べると、効果で見劣りするかもしれません。

いかがでしょうか。どれも同じように見えて、実は成分ごとの違いは様々です。そして、多くの市販の鎮痛薬は、4大成分のいくつかが併せて配合されていたり、さらに別の成分が追加されていたりして、とても複雑です（複数の成分を掛け合わせることで効果が増強されると考えられているためです）[12]。なかなか簡単な比較はできないからこそ、断片的な情報で自己判断するより、薬剤師・医薬品登録販売者に「これとこれは何が違うの？」と個別に聞くことをお勧めします。

〈風邪薬〉「症状」で選ぶ理由

日本の風邪薬には、ある特徴があります。それは「1つの薬に含まれる薬効成分の種類が多いこと」です。日本では、6つや7つの成分が入っているのは当たり前で、中には10を超えるものもあります。ではアメリカやイギリスの風邪薬はというと、基本的に成分は1〜3つ、多くても4つほどです。[13]

日本の風邪薬に含まれる成分数の多さは、世界を見渡しても突出していると思います。[14]

成分数が多いこと自体が良いか悪いかは一概に言えませんが、医療従事者からすると、これにはかなり違和感があります。少なくとも国際的なスタンダードではないからです。

それに、配合成分が複雑だと、一般消費者の市販薬選びはますます難しくなります。

風邪薬選びで大切なことは、**まずは「パッケージデザインに惑わされないこと」です。派手な箱や文章は効果と必ずしも一致しません。大事なのは有効成分。名前も値段も違うのに、中身の成分がほとんど変わらない薬はたくさんあります。**

ただ実際は、体調不良の時に薬の成分を見比べるのは大変だと思います。「どれがいいか探す手間が省ける」という観点で言っても、症状別に分かれた風邪薬は選びやすいでしょう。ほとんどの市販の風邪薬は「解熱鎮痛」「喉の痛みの改善」「鼻水・鼻づまり改善」「咳止め」の4つの成分からできています。

もし、この中で特に辛く抑えたい症状があるならば、症状別に販売されているシリーズから選ぶのがオススメです。「パブロンメディカルシリーズ」や「ルルアタックシリーズ」、「エスタックイブシリーズ」などがあります。

値段を抑えたい方は、安い風邪薬を選ぶのもいいでしょう。どの風邪薬もそれほど効果に大差はないという前提に立ち、出費を抑えるのも賢明な判断です。値段の高い薬にこだわる必要はないのです。

体のだるさが強ければ、解熱鎮痛成分が充実した薬を検討してもいいでしょう。近年は医療用医薬品と同じ用量（1日600㎎）のイブプロフェンを含む市販薬が立て続けに出ており、代表的なものには2017年に国内で初めて登場した「パブロンエースPro」や「コルゲンコーワIB錠TXα」といった風邪薬があります。

イブプロフェン1日600㎎の薬は元々薬剤師でなければ販売できない「第一類医薬

品」でしたが、２０１６年にリスク区分が変更され、[15] 薬剤師が不在の時でも販売できるようになったことがきっかけで、こうした商品が登場するようになりました。

最近の風邪薬はイブプロフェン主体が多く、各社とも〝効果の高い風邪薬〟として売り出しています。15歳以上で、妊婦でもない成人であれば、「少しでも成分が充実している薬がほしい」という時にイブプロフェンを多く含む市販薬を選ぶのは一つの手だと思います。

もちろん、「風邪薬を使わない」という選択肢もあります。そもそも第1章にもある通り、風邪薬は風邪自体を治すものではなく、あくまでも不快な症状を抑え、それによって体力を温存したり、自然に治るのを助けたりするものでしかありません。そのような意味では、「症状で薬を選ぶ」「どの薬も大差ない前提で選ぶ」「風邪薬以外で対処する」のいずれも間違いではないでしょう。

薬剤師も医薬品登録販売者も、そのことを重々承知しています。彼らに相談すれば、自分の価値観にあった薬選びを手伝ってくれるでしょう。

医療従事者にもファンの多い「葛根湯」

ところで、当の薬剤師が風邪を引いた時に飲む薬は何だと思われますか？　実は総合風邪薬よりも、むしろ「葛根湯」と答える人が珍しくありません。

一般的な風邪薬ではなく漢方薬で治したい、という方もいると思います。では、葛根湯なら早く風邪は治るのでしょうか？

葛根湯と風邪薬の効果を比較した、２０１４年の研究があります。京都大学の研究で、葛根湯（「葛根湯エキス顆粒Ａクラシエ」）を飲むグループと総合感冒薬（「パブロンゴールドＡ微粒」）を飲むグループに振り分けて、風邪の初期症状に対する結果を比較したのです。３４０名分を解析した結果は、葛根湯でも総合感冒薬でも、症状を抑える効果などに統計的な差はないというものでした。[16]意外なことに、葛根湯が総合風邪薬よりもハッキリと優れているとはいえなかったのです。

副作用はどうでしょうか。ほとんどの風邪薬には眠気を引き起こす抗ヒスタミン成分が入っていますが、葛根湯には使われていません。脳波を測定し、葛根湯が眠気を起こさない可能性を示した研究報告もあります。葛根湯は総合感冒薬とほとんど効果は同じだけれど、副作用は少ない可能性がありそう……これが薬剤師に人気の理由かもしれません。

ただ、こうした研究から「葛根湯も普通の風邪薬も効果は変わらない」と断言することはできません。葛根湯のような漢方薬を語るうえで知っておきたいのは、〝証《しょう》〟という東洋医学に独特の考え方です。〝証〟とはその人の体質や身体の状態を表すものであり、同じ風邪症状であっても、証によって適切な漢方薬が変わるとされています。

総合感冒薬が「鼻かぜ」「のどの風邪」などの症状別に分かれているのに比べて、漢方薬は証を踏まえて適した薬を選ぶ必要があります。見立てと選び方には様々な考えがあるので一概には言えませんが、例えば葛根湯は一般的に、〝ゾクゾクするような風邪の引き始め〟や〝汗をかいていない状態〟、そして体力も普通以上ある人（「中間証」〜「実証」）に向いているとされています。体力虚弱（「虚証」）で寒気が強い人（「寒証」）の風邪に良いとされるのは、「麻黄附子細辛湯《まおうぶしさいしんとう》」であり、総合感冒薬と比較して、麻黄附子細辛湯のほうが症状が早く消えたとする報告もあります[17]。これはあくまで参考程度の情報ですが、要は風邪の漢方＝葛根湯ただ一つではないということです。先述の総合感冒薬と葛根湯で効果に差がなかったとする研究では、証は考慮されてはいるものの、ひょっとすると見極めが十分ではなかったのかもしれません。

「風邪の治りが悪い」「総合感冒薬以外の対処法を試してみたい」という方は、漢方薬を試すのもよいと思います。**漢方薬は総合感冒薬よりも、使う〝勘所〟が必要ですので、薬剤師・医薬品登録販売者に相談するとよいでしょう。できれば漢方専門店がおすすめです。**

〈外用鎮痛薬〉「温湿布」vs.「冷湿布」

悲しいかな、日本の市販薬ブランドで世界に通用する薬はほとんどありません。でも、貼り薬は違います。実は、世界で一番売れている市販の外用鎮痛薬は、なんと日本の薬なのです。

その薬は「サロンパス」。世界40ヶ国以上で販売され、市販薬市場における鎮痛消炎貼付剤のシェアは5年連続世界1位（2021年5月現在）[18]です。米国のサロンパスは2008年に米国で初めて新規承認された市販の貼る痛み止め（局所性外用鎮痛貼付剤）として、いわば〝貼る痛み止め〟の先駆的存在になっています。といっても、「サロンパス」が他にはない特殊な成分を使っているわけではありません。薬選びのポイントはやはり成分です。

貼ったり塗ったりする薬のことを、外用薬といいます。痛み止め外用薬の成分は、主に【エヌセイズ（NSAIDs：Non-Steroidal Anti-Inflammatory Drugs、非ステロイド性抗炎症薬）】と呼ばれる成分たちです。そして、外用鎮痛薬は、大きく2種類に分けられます。一つは「サロンパス」に代表される【サリチル酸】系、もう一つは、【サリチル酸】系以外のエヌセイズです。エヌセイズとは聞きなれない言葉ですが、それぞれの成分はよく知られています。以下、【　】内が成分名、（　）内が代表的な商品ブランドです。

【サリチル酸】系以外のエヌセイズ：
【ジクロフェナク】（「ボルタレン」シリーズ）、【フェルビナク】（「フェイタス」シリーズ）、【インドメタシン】（「バンテリン」シリーズ、「サロンパスEX」）、【ロキソプロフェン】（「ロキソニンS」シリーズ）など

【サリチル酸】系は鎮痛効果がマイルドで、それ以外のエヌセイズは鎮痛効果が高いとされています。そのため、【サリチル酸メチル】や【サリチル酸グリコール】を使った

外用薬は、痛みがそれほど重くない肩こりや筋肉痛を主に連想させるパッケージデザインになっているのに対し、それ以外のエヌセイズは主に腰痛や関節痛など、強い痛みに対する効果を強調するパッケージデザインになっています。効果の強さの差については、はっきりとは言えないものの、【ジクロフェナク】はこの中でも効果が高いほうだと考えられます。[19]

サリチル酸系は比較的誰でも使うことができますが、それ以外のエヌセイズは特に年齢制限が異なったり、妊娠中は使えなかったりなど、薬の使い方に差がありますので、薬剤師・医薬品登録販売者に相談したほうが良いでしょう。

貼り薬と飲み薬では、貼り薬の方が患部に直接効くような印象があるかもしれませんが、今のところあまり差はないと考えられています。[20] 最近の研究では、2019年に「ロキソニン」(【ロキソプロフェン】)の飲み薬と貼り薬で痛みの効果を比較した中国の報告があり、統計学的にはどちらも変わらないという結果でした。[21]

温かい湿布と冷たい湿布で迷う方もいますが、薬学的にはどちらでも構いません。一般には、慢性の痛みには温かい湿布を、急性の痛みには冷たい湿布をするのが良いとされています。ただし、ある研究によると、冷感湿布を貼った時の体表面温度の低下は3

度程度だったという報告があり、冷感湿布の冷やす効果は限定的かもしれません。また同報告では、温感湿布を貼った部分の皮膚表面温度も2度下がっており、これは湿布が水分を含んでいるため、皮膚表面の温度を下げたということのようです[22]。そもそも、温感湿布には血流を促進する成分が入っており、これが筋肉の痛みを和らげると考えられているので、冷感・温感とは皮膚表面を冷やすか、温めるかではなく、貼った時の心地よさのことだと言えそうです。やはり、成分に注目して評価するのが基本的な薬の選び方と言えます。

「貼る」vs.「塗る」

外用薬選びでは、「目的に合ったタイプを使うこと」も大きなポイントです。外用薬には「湿布」「テープ」「塗り薬」の3つのタイプがあり、効き目の違いについては明らかではありませんが[23]、特性はそれぞれ異なります。

湿布はふにゃふにゃしていて、貼るとヒヤッとするタイプで、先述のように冷たい・温かいといった使用感があります。テープタイプは湿布よりも薄く、粘着力もあるのではがれにくい分、皮膚への刺激も強く、人によってかぶれることもあるのが特徴です。

スティックタイプやローションなどの塗り薬は、粘着しないため皮膚への刺激は一番少なく、また薬液が透明なので見た目を気にする必要がないのが利点ですが、1日に何度か塗り直す必要があるのが難点で、手指に取って塗る場合は使用後に手を洗う必要もあります。

これらの特性を踏まえて、使う場所によって剤形を選ぶのがポイントです。たとえば腰であれば、1日に貼りかえる回数の少ない湿布やテープがよいでしょうし、首などの外から見える場所であれば、塗り薬がよいでしょう。

鎮痛外用薬の新商品は定期的に発売されていますが、市販薬で使える成分は厚労省によって決められているため、新しい成分の商品が出てくることは滅多にありません。ではメーカー各社は何に力を入れているかというと、それは「使いやすさ」です。「フェイタス」などでお馴染みの久光製薬の貼り薬は、2013年にグッドデザイン賞を受賞しています。貼り薬を背中や腰に貼ろうとして、フィルムがうまくはがれずぐちゃぐちゃになってしまった経験は誰でも一度はあると思いますが、同社は湿布を左右に引っぱるとフィルム中央のミシン目が切れて簡単にめくれるという、貼りやすいデザインを開発しました。

2019年にリニューアルした興和の貼り薬「バンテリンコーワパットEX」も、貼りやすさにこだわっています。同社が独自開発した貼付剤(粘着部分)は、湿布同士がくっついても簡単に貼り直しができる素材になっており、また水分を含むので患部を冷却する効果も期待できるとしています。

そして、2021年に発売された第一三共ヘルスケアの「ロキソニンSローションa」は、手を汚さずにすむ液体タイプの塗り薬で、これは医療用にはない剤形なので、市販薬ならではの工夫といえます。

このように、**市販薬は「使い勝手の良さ」も選ぶポイントとなるのです。**

〈胃腸薬〉「コンビニの胃薬」と「ドラッグストアの胃薬」の違い

胃薬のパッケージには、「食べ過ぎに」「胸焼けに」といった、似たような言葉が並びがちです。そこで迷わないためには、胃が痛いのか、それとも食べ過ぎで胃が気持ち悪いのかによって使う胃薬を分ける方法があります。では、「痛い」と「気持ち悪い」ではどんな違いがあるのでしょうか。

痛みを和らげる代表的な成分は、**【ファモチジン】**です。病院ではガスターという名前で処方されており、市販薬の代表商品は「ガスター10」です。ファモチジンは、胃酸を強力に抑えることで胃粘膜への刺激を減らし、胃の痛みを和らげます。市販薬の中では、胃酸を抑える効果が最も高いと考えられている成分の一つで、購入するのには薬剤師の確認が必要な第一類医薬品に指定されています。

薬剤師がいないお店でも、胃痛を和らげる成分は買うことができます。胃の粘膜を保護して胃酸から守る【スクラルファート】という成分は、病院薬ではアルサルミンという名前で処方され、市販薬では「スクラート胃腸薬」という商品名で販売されています。胃の粘液を増やす【テプレノン】という成分は、病院薬ではセルベックス、市販薬では「セルベール」という名前です。これらのように、胃酸を抑えたり、胃を保護したりする成分が、痛みを感じる人に適した成分です。もっとも、胃の痛みを和らげる成分は他にもあり、痛みの原因もよく考える必要がありますので、別の病気が隠れている可能性も踏まえ、痛みがある場合は購入前に薬剤師・医薬品登録販売者に相談した方がよいでしょう。

一方、気持ち悪い場合には、別の薬が候補に上がります。食べ過ぎやお酒の飲み過ぎによる一時的な症状には、胃酸を中和する成分や、胃の動きをよくする成分、消化を促す成分などの薬があります。「第一三共胃腸薬」や「太田胃散」を始めとするほとんどの胃薬は、成分の種類や量は微妙に異なるものの、胃酸中和、胃の動きの改善、消化促進の成分がまんべんなく入っており、どの薬を選んでも、食べ過ぎ飲み過ぎの症状に一定の効果が期待できる作りになっています。胸焼けがする場合は、胃酸がこみ上げている可能性があるので、胃酸を抑える薬か、胃酸を中和したり、胃の動きを整える薬を検討しましょう。

また、持病や病院で飲んでいる薬がある方は、飲み合わせに配慮する必要があるケースもありますので、薬剤師・医薬品登録販売者に尋ねるのが良いでしょう。

ところで、胃薬といえば、コンビニでも見かけることがあります。ほとんどのコンビニには医薬品の資格者がいないため、薬を売ることはできないはずです。では、コンビニの薬たちは……?　あれは「指定医薬部外品」という、医薬品とは別のものです。何が違うかというと、成分が医薬品と異なります。

たとえば、太田胃散のドリンクタイプには、医薬品の「太田胃散〈内服液〉」と指定医薬部外品の「太田胃散〈内服液〉S」があります。名前は〝S〟しか違いませんが、両者の成分は大分違っています。医薬品のほうは、胃の働きを良くする生薬《しょうやく》成分を中心に11成分が含まれているのに対して、指定医薬部外品の方は8成分。使われている生薬の量も、医薬品の方が多い傾向があります。

たとえ名前や見た目がソックリであっても、ドラッグストアで売っているものとコンビニで売っているものでは中身に差があるということは、頭に入れておくと良いと思います。

〈下痢止め〉止めていい下痢、止めてはいけない下痢

下痢に「下痢止め薬」は要りません。脱水に気をつけて経口補水液などで水分補給をしてください。以上です。

……と言いたいところですが、さすがにそれでは身も蓋もありません。それに、受験や仕事など、「ここぞ」の時のために薬を持っておきたいという人もいるでしょう。

下痢止め薬は、ちょっと店員に相談しづらくはないでしょうか？　相談するお客さんの数も、他の薬より少ないかもしれません。しかし、下痢は原因によってとるべき対処法が違い、様子を見てよい場合と、薬を上手に使える場合とがありますので、ここでは下痢が起こった時のための基本的な考え方についてお話ししたいと思います。

一般的な下痢症状への対処は、脱水予防のための水分補給です。そのため、実は病院へ行くにしても市販薬を飲むにしても、できることはあまり変わりません。たとえば、冬に流行する感染性胃腸炎として有名なノロウイルスは、感染から１～２日で発症し、１～２日症状が続いたのちに自然に回復することが知られていますが、名前の通りウイルスが原因のため、抗菌薬は効きません。対処としては、脱水症状を起こさないように水分補給をしながら体を休めることが中心で、薬は下痢や吐き気の症状を緩和させる対症的なものを選ぶことになります。そして、嘔吐《おうと》物や排泄《はいせつ》物の周辺は消毒して、周囲に感染させない行動が大切です。[24]

細菌性の下痢でも、自然に治ることが多いため、抗菌薬が必要な例は限られています。[25]必要かどうかは症状を個別に見て判断されるとされ、必ずしも受診して抗菌薬をもらわなければならないというわけではありません。

このため、自然回復しそうな下痢が起きた場合に、市販薬で様子を見るのは悪いことではないといえます。ただ、まずは下痢の原因を考えることが大切です。便に血がついていないか、下痢以外の症状（激しい腹痛や嘔吐、高い発熱など）はないか、海外渡航歴はないか……。腸管出血性大腸菌のように命に関わる病原菌もあります。「ん？　なんだか今まで経験してきた下痢とは違うような気がする」と感じたら、我慢せずに受診するのがよいでしょう。

そもそも、下痢はなぜ起きるのでしょうか。一般的な下痢は、「腸の中の水分の量」が原因です。腸は栄養や水分を吸収するところであり、水分は日々体の中を出たり入ったりしています。ところが、食べ物による刺激や精神的ストレス、細菌・ウイルスによる刺激などによって腸の動きが乱れた結果、腸内の水分が多くなりすぎて、お尻から外に出ていく。これが下痢です。

ですから、**下痢止めの成分の種類は大きく「腸の水分量を変える成分」と「腸内菌の環境を整える成分」のふたつに分けられます。**

腸の水分量を変える代表的な成分は、【ロペラミド】や【ロートエキス】といったものや、漢方薬の五苓散《ごれいさん》があります。これらは色々な経路でとにかく腸内の水分が減るように働きます。特に、ロペラミドは世界中で使われている下痢止めの代表格です。

とりあえずいつもこれらを飲んでおけばよいと思われるかもしれませんが、自己判断で飲むには注意が必要です。ロペラミドやロートエキスは腸の動きを抑えるため、下痢の原因が細菌やウイルスだった場合はそれらを腸内に留めてしまい、治りを悪くしてしまうと考えられているのです。たとえば、厚労省のサイトではノロウイルスには下痢止めを使わない方が望ましいと書かれており[24]、原因が分からない時に安易に使えば、逆効果になってしまう可能性もあるわけです。一方で、そうした感染が原因ではなく、試験やプレゼンなどのストレスやプレッシャーからお腹を下しがちな人は、どうぞ安心してこれらの下痢止めをお守り代わりに持っておいてください。

腸内菌の環境を整える成分は、いわゆる整腸剤や、病原菌の働きを抑える成分などがあります。代表的なものには【ビオフェルミン】や【ベルベリン】といった成分がありますビオフェルミンはお馴染みの乳酸菌で、善玉菌を増やすことによって腸の調子をよくし、結果的に下痢を治すというものです。ベルベリンの主な効果には腸内の菌の動きを抑える作用がありますが（腸の動きを抑える働きも少しあります）。

ほとんどの下痢止めには、腸の水分量を変える成分と、腸内環境を整える成分とが一緒に入っています。細かな成分の差もありますので、自分の症状を具体的に薬剤師・医薬品登録販売者に伝えてみてください。

「正露丸」は何の薬？

日本で最も有名な下痢止めと言っても過言ではないのが、「正露《せいろ》丸《がん》」ではないでしょうか。しかし、この100年以上の歴史を持つ薬については誤解も広く出回ってきたようです。私自身も以前、「正露丸って消毒剤なんでしょ？」と友人から言われてギョッとした経験があります。

〝ラッパのマークの正露丸〟の製造販売元である大幸薬品によると、「正露丸は防腐剤だから飲むのは危険」「発がん性がある」などと主張する人がいるのだそうです。正露丸の主成分は【木《もく》クレオソート】という成分ですが、これを防腐剤として使われる「石炭クレオソート」と混同している人がいるというのです。しかし、木クレオソートは原木由来の成分、石炭クレオソートは石炭由来の成分であり、両者はまったくの別物です。

もう一つの誤解は、正露丸は腸内の善玉菌まで殺してしまうというもの。しかし、木クレオソートはほとんどが胃で吸収され、腸に届く量は微量だとするデータがあり、腸内菌の環境にほとんど影響を与えないそうです[26]。

近年の研究では意外な発見も進んでいて、正露丸は胃の寄生虫アニサキスに効果を発揮する可能性もあるようです。木クレオソートがアニサキスの動きを鈍くするようで、正露丸によってアニサキス症状の強い胃痛が消えたという報告があります。[27]

これらはいずれも大幸薬品による研究で、まだまだ十分な検証とはいえませんが、頭の片隅に入れておくと良いかもしれません。

ちなみに、正露丸は大幸薬品だけでなく、複数のメーカーから出ています。ラッパ以外にもいろいろなマークの正露丸があるのです。主成分である木クレオソートの量を始めとして、使用している薬効成分は微妙に異なります。

繰り返しますが、下痢の対策は第一に水分補給。そして安静にすること。薬の出番は限られているということを念頭に入れつつ、相談していただくのがよいと思います。

〈目薬〉トレンドは「超高級目薬」

洋服に流行があるように、実は市販薬にも〝流行〟があります。もちろん「薬は成分で選ぶもの」ですから、流行《はや》っているものに飛びつく必要はありませんし、必ずしも新商品のほうが良い薬とは限らないのが市販薬選びの難しいところです。とはいえ、小売市場に流通する「商品」でもある市販薬には、トレンドという要素もあることを知っておくと、市販薬を見る目は磨かれることでしょう。

そうした市販薬の流行を、現在もっとも象徴していると私が感じるジャンルが目薬です。半ば私の独断と偏見が入っているかもしれませんが、近年の目薬に見られる4つのトレンドをご紹介します。

一つ目の流行は「超高級目薬」です。ご存知でしょうか、ひとつ1600円もする目薬がいくつもあることを。安い目薬なら3〜5個買えてしまうほどの値段です。2019年には「ロートアルガード クリニカルショット」という花粉症用の目薬が税抜き2200円で発売されました。

超高級目薬の特徴は、使われている成分の種類の多さとその濃度です。「高級目薬だけに使われているヒミツの成分」というのは、実は今のところありません。目薬に使える成分は、国によって決められているからです。ではなにが高価格の理由かというと、乱暴な言い方をすれば、とにかく目に効きそうな成分をできるだけ数多く盛り込んでいる……それが超高級目薬です。

市販薬の目薬市場ではここ数年、高価格品のシェアが増えています。スマホやパソコンの使用によって目が疲労している人が増えているのでしょう。1600円という〝目が飛び出そうな〟価格にもかかわらず、店頭では「これで効くなら試してみたい」と購入する人が後を絶ちません。1個300円の目薬を買うのとは訳が違いますので、失敗しないよう、ご興味のある方は薬剤師・登録販売者に相談してみてください。

2つ目の流行は、「ビタミンA入りの目薬」です。これを日本で初めて発売したのは、日用品で有名なライオンだとされています。同社が洗剤などで培った界面活性技術により、脂溶性の【ビタミンA】が水溶液中で分解されないように安定化させて目薬に使用することができるようになりました。[28]ビタミンA入りの目薬は2016年頃から増え始め、他社からもビタミンA配合の目薬が登場するようになりましたが、ライオンはさらに2018年、国内初となるビタミンA配合のコンタクトレンズ用目薬「スマイルコンタクトEXひとみリペア」を発売しました。

ビタミンAは、主に乾き目に効果があるとされます。ビタミンAが角膜を良好な状態にするヒアルロン酸やムチンの産生を促すことがわかっており、実際に目の乾燥を感じる人を対象とした日本国内の臨床試験も報告されているのです。[29]ただ、世界的に見ると、ビタミンAの点眼による効果はまだ研究途上であり、報告されている論文数も多くありません。医療用の点眼薬にビタミンA入りはまだありませんので、これも市販薬ならではのユニークな商品といえます。

3つ目の流行は、コンタクトレンズ用目薬の使用成分の増加です。今までのコンタクト用目薬は、人工涙液を中心とする商品がほとんどでした。たとえば、ピント調節機能のある【ネオスチグミン】という成分の入ったコンタクト用目薬は探すのが難しかったのです。ところがここ数年、コンタクト用目薬にも、裸眼用の目薬並みに成分が使われるようになり、商品選びの幅が広がりました。なお、「コンタクト用の目薬は裸眼には使えない」と誤解されている方を店頭でよく見かけますが、コンタクト用は裸眼にも使うことができます。コンタクト用目薬は、〝コンタクト装着時も使える〟という意味なのです。

4つ目の流行は、〝おまけつき〟や〝キャラクターコラボ品〟です。子供用の目薬にキャラクターがつくことは昔からありましたが（私が小さい頃はドラゴンボールの目薬のテレビCMがありました）、最近の目薬は大人を狙ったコラボ品が続々登場しています。ワンピース、北斗の拳、ガンダム、刀剣乱舞、セーラームーン……特に、ドラゴンクエストのキャラクターを起用した「スライム目薬」は品切れ店が続出し、〝スライム目薬難民〟が出ました。メーカーによると、このような付加価値商品は「今まで目薬を使ったことのない方に、興味を持っていただく」という市場の拡大を狙った戦略のようです。

防腐剤入りは本当に目に悪いのか

「防腐剤の入っていない目薬はどれですか？」――これは、目薬売り場でよく聞かれる質問です。一部の目薬はパッケージにも「防腐剤不使用」と謳《うた》っており、これが売りになっていることが分かります。ここでいう防腐剤とは、具体的には【塩化ベンザルコニウム】を指し、入っていても基本的に大きな問題にはならないのですが、塩化ベンザルコニウムは角膜を傷つけるという報告[30]があるため、気になる方がいるようです。

そこで最近では、塩化ベンザルコニウムを使わずに商品の品質を保つことを訴求する目薬が出ています。例えば「スマイル」シリーズの「防腐剤無添加」と書かれた目薬では、目薬の緩衝剤等として使われている成分の組み合わせによって防腐効果を持たせており、開封後1～2ヶ月程持ちます。[31]また、2019年に発売された「ノアールＣＬ」は、【亜塩素酸ナトリウム】を保存剤として市販の目薬に初めて採用しました。[32]この成分は、点眼すると速やかに涙と同じ成分に分解されるので、効果と安全性を両立する成分だと考えられています。

薬はあくまで成分で選ぶもの。しかし、「最近のトレンドや新商品を教えてください」と薬剤師・医薬品登録販売者に聞いてみることで、より主体的に市販薬と向き合うことができるかもしれません。

〈花粉症薬〉「一番効く薬」が飲み薬とは限らない

花粉症薬を売っていてふと感じるのは、「一番効く花粉症薬はどれ？」と質問するお客さんが意外に少ないということです。

花粉症薬と言えば「アレグラFX」「アレジオン20」「クラリチンEX」などがテレビCMの定番で、ほとんどのお客さんは薬剤師に相談することもなく、これらを購入して帰っていきます。それはそうです、病院でも出ている薬ですから、効果は保証済みでしょう。

しかし、効き目が高くて副作用の少ない市販薬がもし他にもあるとしたら、使ってみたいとは思いませんか？　「アレグラFX」などの飲み薬もよい薬ですが、これらを一番と呼ぶには役者不足。もっと効果が高く、コスパもいい――ドラッグストアの森には、そんな眠れる獅子も潜んでいます。

「ステロイド点鼻薬」というカテゴリーをご存知でしょうか。鼻の穴にシュッと吹きかける、スプレータイプのお薬です。炎症やアレルギー反応を抑えるステロイドと呼ばれる各成分が、くしゃみ、鼻水、鼻づまりを鎮めてくれます。

ステロイド点鼻薬と飲み薬では、薬としての特徴がまったく異なります。**もしもドラッグストアの薬剤師に「花粉症薬の中で、最も鼻への効果が期待できるものはどれですか？」と聞いたなら、多くの人がステロイド点鼻薬を挙げるでしょう**（点鼻薬を嫌うお客さんもいるため、あえて名前を出さない薬剤師もいるかもしれませんが）。

ステロイド点鼻薬の良い点は、

①鼻症状に対しては飲み薬よりも効果が高い

「アレグラFX」や「アレジオン20」は「第二世代抗ヒスタミン薬」と総称されています。ステロイド点鼻薬と第二世代抗ヒスタミン薬ではどちらが効果が高いのかというと、世界中で様々な実験を繰り返してきた結果、今のところステロイド点鼻薬の方だと考えられています。[33] 実際、日本の病院でも、抗ヒスタミン薬だけでは鼻の辛い症状が治まらない患者さんにはステロイド点鼻薬が使われています。この優位性は、もちろん市販薬でも同じです。

②鼻症状に対しては「アレグラFX」よりも圧倒的にコスパが良い

ステロイド点鼻薬は「アレグラFX」よりもずっとリーズナブルです。ステロイド点鼻薬は、商品によっては1本で約1ヶ月〜1ヶ月半ほど使えます。店頭価格で比較すると、私の家の近所の大手ドラッグストア3店では、【ベクロメタゾンプロピオン酸エステル】の点鼻薬が税込1700〜2000円ほどで販売されています。一方の「アレグラFX」は1箱14日分で2000円前後。ということは、ステロイド点鼻薬のほうが圧倒的に経済的です。安価で有名な「アレルビ」などのジェネリック品でも、28日分で大体2500円ほどしますから、これらに対してもステロイド点鼻薬のほうが安く済む場合があるのです。

③授乳婦でも使えるものがある

市販の第二世代抗ヒスタミン薬である「アレグラFX」「アレジオン20」「クラリチンEX」「ストナリニZ」は、市販薬の説明書（添付文書）には授乳婦には使えないと記載されています（医療用は別と考えてください）。しかしステロイド点鼻薬のうちいくつかの成分は、授乳婦でも「薬剤師、登録販売者にご相談ください」と書かれています。点鼻成分が乳汁中へ移行する量は微量と考えられています。[34]個々の健康状態により判断は異なりますが、薬剤師に相談いただければ「使える」と判断されるケースが多いと思います。

④副作用が出にくい

飲み薬の花粉症薬は「眠気が出る」「喉が渇く」といった副作用を気にする人がいますが、ステロイド点鼻薬にはそうした心配はなく、薬が効くのはスプレーした部分だけなので全身への副作用を気にする必要は基本的にありません。そのため、日本のガイドラインでも安全性が高い薬として扱われています。[35]ステロイドという言葉に怖いイメージを持つ方もいると思いますが、そうした方は店頭の薬剤師に副作用の実態について尋ねてみてください。

ステロイド点鼻薬のコツ

市販の点鼻薬に含まれるステロイド成分の種類は、私が知る限りで4つあります（2021年4月現在。カッコ内は代表的な市販品）。

（A）【プレドニゾロン】（「コールタイジン点鼻液a」）
（B）【ベクロメタゾンプロピオン酸エステル】（「ナザールαAR0・1％季節性アレルギー専用」など）
（C）【フルニソリド】（「ロートアルガードクリアノーズ季節性アレルギー専用」）
（D）【フルチカゾンプロピオン酸エステル】（「フルナーゼ点鼻薬季節性アレルギー専用」）

このうち、（A）はステロイド以外に血管収縮剤（第6章参照）と呼ばれる成分も入っているため、一般的にステロイド点鼻薬は（B）（C）（D）のことを指します。

効果については、3つのうち1つが他よりも明らかに優れていることを示す研究報告は、今のところないようです[36]。また意外なことに、ステロイド点鼻薬を鼻にスプレーすると、目の症状にも効果が期待できることが知られています。日本のガイドラインでも、2016年時点では局所にのみ効くとしていましたが、2020年の改訂で目にも効果があることが明記されました。ただ、その効力は、抗ヒスタミン薬と同程度の可能性もあり、研究データが少ないせいかステロイドの種類によってバラツキがあるとされています。[37]

最後に、ステロイド点鼻薬を使うにはコツがあります。それは「とりあえず数日間は続けること」です。使用後すぐに鼻水が止まったというお客さんもいますが、この薬の成分は、その効果を最大限に発揮するには何度か使い続ける必要があるのです。私は症状の悪化や副作用が現れない限り、1週間、1日数回を頑張って使ってみてくださいとお客さんに伝えています。

ステロイド点鼻の市販薬はまだあまり知られていませんが、効果もコスパも高いので、いずれは広く使われると思っています。購入を検討する価値は十分にあるのです。

〈口内炎薬〉「アフタ性口内炎」の場合

市販の口内炎薬は、ステロイドと呼ばれる成分を含む「ステロイド薬」とそれを含まない「非ステロイド薬」に分けられ、一般的にはステロイド薬の方が効果が高いと考えられています。ステロイド薬の見分け方は簡単で、商品の成分欄に【トリアムシノロンアセトニド】という舌を噛みそうな名前があれば、それが目印です（【プレドニゾロン】というステロイド成分を使った口内炎薬も時々あります）。

このステロイド薬を購入した経験がある方も多いと思いますが、効果の欄に「口内炎（アフタ性）」と書いてあることにお気づきでしょうか。実は、さまざまな種類がある口内炎の中でも、大半の市販のステロイド薬が使えるのはアフタ性の口内炎だけなのです。

この聞きなれない言葉の正体は？

アフタ性（Aphthous）とは、ギリシャ語で潰瘍《かいよう》を意味する「アフタ（aphtha）」に由来します。アフタ性口内炎は口の粘膜に炎症が起きている状態で、見た目は丸くて白っぽく、内側がやや陥没した形をしています。ステロイド薬は、この炎症を抑える効果があるというわけです。口内炎はアフタ性の他に、水泡ができるヘルペス性や、白い苔《こけ》のようなカンジダ性など、いくつかのタイプに分類されることがありますが[38]、口内炎で一番多いのはアフタ性です。

たかが口内炎、されど口内炎。繰り返されるアフタ性の口内炎は「再発性アフタ性口内炎」と呼ばれており、これについて世界中の報告をまとめた「口内炎治療の手引き（ガイドライン）」という論文もあります。[39]

この手引きが指摘する重要なポイントは、口内炎の原因を考える必要があるということです。見慣れた口内炎の背後に、別な病気が隠れている場合もあるのです。一見ただの口内炎に見えるものが、ヘルペスウイルスによる口内炎である場合や、アフタ性でもそれがベーチェット病（全身に様々な炎症が現れる病気）などの別な病気によって引き起こされた症状の一つである可能性もあります。「なんだか最近、口内炎が多いな」「今までの口内炎となにか違うな」と感じた場合は、医師や薬剤師・医薬品登録販売者に相談するのが吉です。

とはいえ、日常生活におけるほとんどの口内炎は市販のステロイド薬で問題なく対処できます。ステロイド成分とは、その効果の強さによって5段階にランクづけされており、[40]病院では病気によって一番効果の高い「strongest（最も強い）ランク」を使うこともしばしばありますが、市販薬はセルフケアが前提のため、ランク3位〜5位までの成分しか許可されていません。口内炎薬に使われるトリアムシノロンアセトニドはランク4位の「medium（普通）」です。

ステロイド薬以外を検討したい方が使える口内炎薬もあります。うがい薬の項目で紹介した、炎症を抑える働きのある【アズレンスルホン酸ナトリウム】などを使った非ステロイド薬です。こちらの利点は用途の幅が広いことで、口内炎以外にも「口角炎」「舌炎」などに使えるとパッケージに書かれています。

中国で〝神薬〟と呼ばれたパッチタイプ

口内炎薬を選ぶ際は、成分とともに「使いやすいタイプ選び」も重要です。先ほどご紹介した外用鎮痛薬と同様に、口内炎薬には患部に直接つける「塗り薬」、シール状になっている「パッチタイプ」、飲んで治す「飲み薬」がある他、液体を吹きかけて治す「スプレータイプ」もあります。

塗るタイプには、それぞれステロイド薬・非ステロイド薬両方の商品がある「口内炎軟膏《なんこう》大正」シリーズや「トラフル軟膏」シリーズなどがあります。私が小学生の頃はステロイド薬の「ケナログ」という軟膏が有名で、つけるとすぐに治った記憶がありますが、2018年にメーカー販売終了となりました。

パッチタイプは、薄いセロハンのようなものを患部に貼るタイプです。このタイプは日本を訪れる外国人観光客にも非常に人気があり、「口内炎パッチ大正Ａ」は中国の方にも〝神薬〟として一時期人気を博しました。私自身も中国のお客さんに毎日のようにこの薬を販売していた時期がありました。〝貼って治す〟というユニークさが人気の理由だったのかもしれません。インバウンド需要に詳しい台湾の研究家、鄭世彬氏の著書『爆買いの正体』（２０１６年刊）によると、日本の薬が〝爆買い〟されたのは、自国の市販薬には配合されていない成分があることや、日本で購入すると安いといった理由があるとともに、「計算され尽くしたパッケージ」や「容器のデザイン性の高さ」なども、海外から見ると日本の薬の優れた点であったと評しています。**神薬として扱われている薬の中には、日本人はあまり買わない商品もありました。〝爆買い〟は、文化が異なれば薬の見方も変わることを示す現象でした。**

話を戻しますと、口内炎の飲み薬は、主にビタミン成分を含んだものです。ビタミンＢは粘膜の健康維持に働くとされており、肌荒れの薬として有名な「チョコラＢＢプラス」は、実は口内炎の薬としても使えるのです（効能・効果の欄に「口内炎」と記載されています）。また、「トラフル錠」はビタミン成分だけでなく、**【トラネキサム酸】**などの炎症を抑える成分も入っています。

最後は、液体をスプレー状にして患部に吹きかけるタイプです。代表的な商品には「トラフルクイックショット」があり、炎症を抑える成分【アズレンスルホン酸ナトリウム】が入っています。この商品の他にも、アズレンを含むのどスプレーの効能・効果を見てください。そこには「口内炎」の文字があるはずです。つまり、のどスプレーは口内炎の薬としても使えるのです。

患部を保護してくれるのは塗り薬とパッチですが、パッチは貼るのに少し慣れが必要で、口の中の場所によってはかなり貼りにくくなる反面、塗り薬はどんな場所の口内炎にも対応できます。使いやすさでいえば、飲み薬やスプレーもよいでしょう。

〈保湿剤〉社会問題になった「ヒルドイド美容処方」

保湿薬も実は、病院並みの成分を市販で入手できます。ただし、皮膚に疾患を持つ患者さんは、医師の指導を受けながら継続的に大量の保湿薬を使う必要があります。そのため、**たとえ市販で購入できるとしても、保険範囲内で処方してもらうことは経済的にとても助かることになるのです。ところが近年、それを逆手に取ったある不正が社会を揺るがしました。**

病院でアトピー性皮膚炎や皮膚の乾燥(皮脂欠乏症)等に対してよく処方される保湿薬に、ヒルドイドという薬があります。ヒルドイドの成分である【へパリン類似物質】は、高い保湿力がありながらも、保湿剤の【尿素】と比べると皮膚への刺激が少ないことから、とても使い勝手の良い薬とされています。日本では1954年に発売され、今でも医療現場で活躍する超ロングセラーの医薬品です。このヒルドイドは美容関係の雑誌やインターネットから「究極のアンチエイジングクリーム」「高級美容液より効果がある」等の口コミが広がったことで近年、話題になりました。問題は、病院でなら3割負担の金額で手に入ることを狙って、美容目的で大量に処方してもらう人が現れ始めたことです。保険による医薬品の処方は病気で困っている人のための制度であり、美容目的での保険は認められていません。そこでヒルドイドの製造販売元のマルホ社は2017年、「ヒルドイドの美容目的での使用を推奨していると受け取られかねない記事に対して厳しい姿勢で臨む」と注意喚起を発表しました。さらにこうした状況の中で、健康保険組合連合会は同年、処方薬による保湿の必要性が低いと考えられる患者への保湿剤の薬剤費は年間93億円にのぼると推計し、今後はそのようなケースへは健康保険を適用しないことを政策提言しました。[41] 何気ない薬の不適正使用で、治療上必要な患者さんが、病院で処方してもらいにくくなる心配が広まったのです。

このヘパリン類似物質は、もともと市販薬でも医療用と同じ100g中0・3gの濃度のものが入手可能で、「HP（ローション、クリーム）」といった製品がドラッグストアでは販売されています。さらに、ヒルドイドが社会問題化したのち、市販薬では同じ成分の商品が続々と登場しています。もっとも、市販薬であっても美容目的で使うものではありません。そこでマルホは化粧品メーカーのコーセーと組んで、医薬品よりも成分濃度を低くして毎日のスキンケアに使える「カルテヒルドイド（現・カルテHD）」という化粧品を2020年9月に発売し、一時は欠品するほどの注目を集めました。美容目的のヒルドイドを、保険で処方してもらう必要はないのです。

他にも、保湿薬の成分としてお馴染みなのは【ワセリン】という成分です。ワセリンにはいくつか種類があり、主に純度が異なるとされています。

もっとも有名なのが、ユニリーバ社が発売している「ヴァセリン」でしょう。製品名がヴァセリンで、成分名がワセリン。ややこしいですね。これは医薬品ではないので、薬剤師・医薬品登録販売者がいないお店でも購入できます。

「白色ワセリン」という製品は、複数のメーカーが発売しているワセリン製品です。こちらは日本薬局方という薬の手引書の規格に沿って作られたもので、第3類医薬品として扱われています。ドラッグストアはもちろん病院・薬局でも使われます。

「プロペト」という製品は、丸石製薬社が発売している白色ワセリンの製品名です。白色ワセリンをより精製したもので、不純物が少なく、紫外線による変色もしにくく、皮膚への刺激も少ないとされています。そのため、病院の薬としては目の軟膏の基剤（薬効成分以外の材料）として使われている他、赤ちゃんにも処方されます。市販向け製品には「プロペトピュアベール」があり、これらは医療用のプロペトと同じです。[42]「サンホワイト」という製品は、日興リカ社が発売しているワセリン製品です。白色ワセリンの純度を高めたもので、プロペトと同じ精製されたワセリンとして扱われています。[43]医薬品ではありませんが、品質の高いものとされています。

このように、ワセリンは製品によってさまざまな純度のものがあります。一般的な乾燥肌に使う場合は、特に肌が弱いということでなければ、白色ワセリンで十分です。

本当に「風呂上がりすぐ」？

白色ワセリンはヘパリン類似物質よりも安価に入手できますので、毎日使う方には白色ワセリンがおすすめです。欠点はベタつくことと、テカること。テカリが気になる顔に塗るのは避けて、外から見えない場所にたっぷり塗るのがよいでしょう。

最後にもう一つ、代表的な保湿薬の成分として【尿素】があります。昔からある「ケラチナミン」シリーズなどが有名です。尿素は角質の水分保持量を増やしたり、角質を柔らかくしたりする効果があり、固くなったかかとやひじの黒ずみなどの改善に適しています。欠点は刺激があることで、人によってはピリピリと感じるかもしれません。市販薬の尿素には10％濃度と20％濃度があります。

塗り薬の場合は保湿剤に限らず、1、2回塗って効果が実感できないと「効かなかった」といって薬を止めてしまう声を聞くことがありますが、これはもったいないことです。乾燥肌になっているのは、皮膚のバリア機能が弱っている状態ですから、これを薬で回復させるには、効果が表れるまである程度続ける必要があるのです。ちなみに、保湿薬は風呂上がりすぐに塗るほうがいいとよく言われますが、実際の保湿効果を検証した実験によると、すぐに塗っても後で塗っても変わらないようです。保湿剤を塗るタイミングについて検討した研究は国内外にありますが、総合するとどちらでも差はないとされています。[22] 自分にとって一番好ましい方法を試してください。

私の場合は、入浴後少し経つと乾燥で急激にすねに粉がふいてかゆくなることがあるので、入浴後に素早くタオルで拭いてワセリンを塗るとかゆみが回避でき、入浴後の不快感を軽減できる気がします（個人の感想です）。

第4章　人には聞けない「あの薬」

「コッソリ治したい」に役立つ市販薬

誰にでも、他人には知られたくない健康の悩みが一つや二つはあるのではないでしょうか。私の場合は、マネジメント業務のストレスから不眠症状に悩まされたことがあり、その時は「誰にも知られずにコッソリ治したい」と思ったものです。水虫や痔《じ》を抱えるお客さんの話を聞いていると、「一度は病院で治してもらったけど、再発した時に病院に再度行くのは時間が勿体無い」と考えている人にも出会います。もちろん、病院で診てもらい治療を受けるに越したことはないかもしれませんが、時間的な余裕がなかったり、金銭的な不安があったりして、なかなか足を運べないのでしょう。

実際、「コッソリ治したい病気」を市販薬で治そうとする方はたくさんいますし、病気の症状によっては対処できる場合もあります。うまく使えば、市販薬はここでも大いに役立つのです。ただし、強調しておきたいことがあります。それは、「誰にも相談したくない」からといって、ネットのサイトや知り合いから聞いた話だけをもとに、偏った情報や不十分な知識で購入してしまうと、商品選びを誤る可能性があるということ。そこでこの章では、相談しにくい病気の薬の選び方と、相談しにくい薬でも店頭で市販薬の専門家に相談した方がよいワケを話したいと思います。

〈水虫薬〉そもそも「それは水虫かどうか」問題

水虫は、市販薬で治せる病気です。もちろんすべての水虫を治せるわけではありませんが（後述のように、爪水虫などは受診が必要です）、軽度の症状であれば十分に対応できます。

にもかかわらず、水虫薬ほど皮膚科医からの評判が悪い市販薬はありません。私が医療専門誌を読んだり、実際に皮膚科医と話したりしてきた中で感じるのは、「市販の水虫薬は皮膚科医から恨まれやすい」ということです。特に、医療従事者向けの雑誌や書籍では、まるで食後のデザートのように市販の水虫薬への批判的な内容が掲載されるのがおきまりのコースです。

その理由はまず、市販の水虫薬に含まれる成分の多さです。病院の処方薬は、１つの薬に１つの成分が基本です（これを単剤と呼びます）。ところが、市販薬は４～５成分が当たり前、なかには７～８成分も配合した薬まであるのです。しかし、どれほど成分が多くても、水虫菌を殺す抗真菌成分はたった１つだけで、残りはかゆみや炎症を一時的に抑える対症療法の成分。もちろん、それらの成分は、不快感を和らげたり、二次感染を予防したり、厚くなった皮膚を柔らかくするといった目的があって配合されたものです。しかしまずいことに、こうした多くの成分が原因で、「接触皮膚炎」と呼ばれるかぶれが起きることが懸念されています。[1]良かれと思って使った水虫薬によって、症状が悪化することがあるのです。

また、市販薬が医師の診断の邪魔をするという意見もあります。足に生じている症状の原因が水虫であるかどうかは、実は皮膚科医でさえなかなか判断がつかないとされています。そこで皮膚科では、水虫が疑われる患者さんが来たらまず、かゆい部分の皮膚を取って、顕微鏡で実際に菌がいるかを確かめます。そうして初めて、水虫だと自信を持って言えるのです。

ところが、市販薬を受診前に使ってしまうと菌が減るため、病院でいざ検査をしても

「菌がいない！」という結果になってしまい、正確な診断がつきにくくなるのだそうです。[2]市販の水虫薬を使ってから受診すると、患者自身も医師も手間がかかり、結果的に医療費も増えることになりかねないわけです。しかも、**患者自身が「これは水虫だ」と思って受診したにもかかわらず、検査によって水虫ではないことが判明したケースは珍しくありません。**過去の調査報告では、水虫を主訴（主な症状）として受診したにもかかわらず水虫以外の皮膚炎などだった患者の割合は4割、[3]同様の別の報告ではなんと7割[4]という結果でした。水虫ではないのに水虫だと自己判断して市販薬を使い、仕方なく皮膚科を受診した時には症状が悪化してしまっている。これが、皮膚科医から市販の水虫薬が恨まれる理由です。

　とはいえ、過去に水虫だと診断されて、かなりの自信を持って今回も水虫であると自分でわかる場合もあるでしょう。症状も軽度であれば、市販の水虫薬で対応してもさほど問題はないと思います。あるいは、水虫の診断をすでに受けた後、再受診せずに薬を中断するよりは、市販薬で治療を続けた方が良いでしょう。

　成分で選ぶ時に、必ず守らなくてはいけないのは、「水虫専用の薬を選ぶ」ということです。水虫は白癬菌《はくせんきん》というカビの一種であり、その殺菌には「抗真菌薬」と呼ばれる成分を用いなくてはいけません。日本では1990年代に病院用の薬として発売された【ブテナフィン】や【テルビナフィン】、【ラノコナゾール】などの新しい成分は、2000年代に入ってから市販薬としても発売され、効果も十分期待できます（これより古い他の成分が効かないという意味ではありません）。

水虫治療で大切なのは、何と言っても「毎日塗り続けること」です。皮膚の入れ替わりは1ヶ月と言われており、水虫の場合は最低1～3ヶ月は塗り続ける必要があります。前述のとおり、市販の水虫薬の多くは菌を殺す成分以外にもかゆみを抑える成分などが配合されているため、使い始めればかゆみは治まるはずです。しかしここで塗るのを止めてしまうと、菌が根絶できず、いずれぶり返すことになります。

日本皮膚科学会の「皮膚真菌症診療ガイドライン（2019年）」では、継続期間は患部の角層の厚さによって異なり、指間型では2ヶ月以上、小水疱型では3ヶ月以上、角化型では6ヶ月以上が目安であるとしています。現在は市販薬メーカーも、利用者が長く続けやすいように「まずは1ヶ月！」といったキャッチコピーを作って継続使用を呼びかけています。例えば「ブテナロックVαクリーム」という商品は以前は15g入りでしたが、2018年にリニューアルし、28日分となるよう18gに容量を変更しました。

それによって、「まずは1本を使い切る」というわかりやすい目安ができたのです。

また、塗る範囲はかゆい部分だけではなく、周辺を含めて全体に塗るのが理想的です。

水虫薬にはクリームや液体、スプレーなど様々な種類があり、使いやすさには差があります。症状に合わせて選ぶとともに、自分が使い続けることができる商品を選ぶことが大切です。

店頭の専門家には、まず今の症状を伝えることはもちろんですが、市販薬で対応することになった場合は「続けやすい薬はどれですか？」と質問するのも良いでしょう。

なお、一般的には「爪の水虫」と呼ばれる爪白癬の場合は、市販薬では対応できず、病院の薬が必要になります。また、水虫は〝ただかゆい〟だけでは済まされない場合もあります。私の知り合いの薬剤師は、薬局に水虫相談に来た患者さんに対して、その方の糖尿病歴が長いことを踏まえて、あえて患部を確認させてもらったところ、潰瘍状態を見てすぐに受診を勧めました。後日「あと少しのところで手遅れになり、患部を切断するところだった、薬剤師さんに感謝しなさいと医師から言われた」と、お礼にお芋をもらったそうです。専門家に相談することの大切さを実感できるエピソードです。

〈ダイエット〉「ナイシトール」（防風通聖散）の本当の効果と副作用

体重を減らす目的で市販薬を購入する方も多くいらっしゃいます。飲むだけで痩せるような夢の薬はもちろんありませんが、「運動や食事と合わせて、何か少しでもダイエットの足しになるようなものが欲しい」と願うお客さんは多いようです。

ところが、薬剤師たちから睨まれている薬が、まさにこのダイエット目的で使われる市販薬たちです。その理由については後ほど詳しく述べるとして、まずは体重減らしの薬の選び方から説明します（以下、肥満症の改善に効果があるとされる薬を「体重減らしの薬」と呼びます）。

体重減らしの薬を選ぶときには2つのポイントがあります。1つ目は、「体に合った薬を選ぶこと」です。体重減らしの市販薬はみな漢方薬です。漢方では肥満症をいくつかのタイプに分けて、それぞれ異なる対処法を取るのが正しい使い方とされており、例えば防風通聖散《ぼうふうつうしょうさん》という薬は、食べ過ぎなどによる脂肪太りで、お腹がヘソを中心に盛り上がったハリのある〝太鼓腹〟の人などに向く薬です。それに対して、水太りと呼ばれるようなぽっちゃりとした体型で、お腹はボテ～ンとしている〝カエル腹〟の人などに向くのは防已黄耆湯《ぼういおうぎとう》です。[5]

体重減らしの漢方薬の中で、おそらく最も売れているのは「ナイシトール」です。「ナイシトール」は、2006年に中高年男性をターゲットとして小林製薬から発売されて以来大ヒット商品となり、今や肥満の市販薬の代名詞と言えるほどの地位を築きました。ただし、**「ナイシトール」シリーズの商品は全て防風通聖散なので、ダイエットしたいからといって知名度だけで飛びつくと、体に合わない漢方薬を使ってしまうことになります。**

体質ごとに薬を選びやすいのは、クラシエの「コッコアポ」シリーズです。同シリーズでは、肥満のタイプ別に3つの漢方薬を用意しています。漢方薬は専門家に相談しながら選ぶのが基本ではありますが、色々な種類があることを知るには格好のシリーズだといえるでしょう。

薬選びの2つ目のポイントは、「成分の量」です。例えば市販の防風通聖散は、「ナイシトール」も含めて複数のメーカーから発売されています。お客さんから「何が違うの?」と聞かれることがありますが、一番の違いはエキスの量です。例えば「ナイシトール」シリーズには「85a」「Ga」「Za」の3種類の商品がありますが、1日分あたりのエキスの量が「85a」で2500mg、「Ga」で3100mg、「Za」で5000mg

と異なります（これらはパッケージをよく見ると記載されています）。エキスの量だけではなく、その原材料となる生薬の量も「85ａ」＞「Ｇａ」＞「Ｚａ」の順に多いことがわかります。

市販薬で最も防風通聖散のエキス量が多い商品は何かと言うと、私が知る限りでは１日分あたり６０００㎎の商品（クラシエの「防風通聖散エキスＺ錠クラシエ」など）です。ところが、外箱にも「６０００㎎」と大きく書かれているものの、成分表にある「生薬の量」をよく見ると、エキス量が５０００㎎と少ないはずの「ナイシトールＺａ」は総量28ｇで、クラシエは総量27・1ｇであることがわかります。

なぜこのようなことが起きるのかというと、防風通聖散の規格は実は６種類あり、さらに生薬からエキスを作る製法はメーカーによって異なるため、ほとんど同じ種類の生薬を使っていても、出来上がったエキスの量に差が出るのです。これは医療用でも同じことで、その微妙な差からか、同じ漢方薬でも「××メーカーよりも、〇〇メーカーの方が効く」という評を時々聞きます。エキス量が多い方が効果が高いかどうかについては、非常に難しい問題です。そうであるという研究もあれば、そうではないという研究もあります。[6]

さて、以上が体重減らしの薬の選び方のポイントですが、これを読んでドラッグストアへ走る前に、知っておくべきことがあります。それは、副作用の問題です。防風通聖散を「ダイエット薬」と表現することには、多くの薬剤師が躊躇します。なぜなら薬剤師は、防風通聖散による副作用が数多く報告されていることを知っているからです。実は、市販の漢方薬の中で副作用の報告件数が一番多いのが、このダイエット目的の漢方薬なのです。２０１６年の調査報告によると、２００５年度から10年間で厚労省が公表した副作用報告３６７件のうち、最も多かったのは防風通聖散の１１０件で、同じくダイエット目的で使われることがある大柴胡《だいさいこ》湯《とう》も４番目に多い14件でした。防風通聖散の副作用報告のうち、６割が肝機能異常、２割が肺障害でした。[7]

防風通聖散による副作用は、どのように起きるのでしょうか。一例として２０１５年の症例報告では、49歳の男性がダイエット目的で市販の防風通聖散を飲み始めたところ、１週間後に発熱と呼吸困難を感じるようになり、入院。医師は薬の副作用による肺障害（薬剤性肺障害）と診断しました。決め手となったのは、男性の過去の副作用歴です。男性はこの８ヶ月前に病院から体重減量の目的で防風通聖散を処方されており、その時も服用後１ヶ月で発熱・倦怠感が出たため、自己判断で服用をやめていたのです。なぜ、彼は体に合わないとわかっている薬を再び飲んだのでしょうか？　論文では、男性が市販で購入した防風通聖散は製品名が「ナイシトール」というカタカナだったことから、それが過去に服用して副作用の出た漢方と同じ薬であることに気づかず、ウッカリ購入してしまった可能性が指摘されています。[8]

市販薬の中でも使用者が多い防風通聖散の副作用報告が多くなるのは自然なことでもあり、他の漢方薬と比較して特別危険であるとは言えませんが、軽々に使用している人が多いことは否定できません。〝ダイエット薬〟というどこか軽い響きに導かれて、自己流で飲み続けることは健康を害することになりかねないでしょう。

肝心要の話として、防風通聖散で体重が減るという科学的根拠はあるのでしょうか。ネズミを使った実験では、便の量が増えたことや、便に脂肪が多く含まれるようになったことなどが報告されています。[9]　人への効果はというと、肥満者１２０名（BMI≧25）を対象に、防風通聖散を約２ヶ月飲んだ人たちと、飲んでいない人たちを比べたところ、飲んだ人たちの体重は０・８キログラム減り、飲んでいない人たちは０・１キログラム減ったという報告があります。[10]　食事や排便の量だけでもそれくらいは減りますので、これはかなり小さな差であるように思います。

もちろん、これは報告されている試験の一つにすぎず、実際に漢方薬のプロフェッショナルの手によって体重減少に成功した人はいます。ただし、それには高い専門知識を駆使しながら、安全かつ適切な薬を選びながら……という条件がつくでしょう。**選び方にはコツが必要、効果には個人差が大きい、そして副作用の報告が多い。そんな〝扱いにくい〟薬だからこそ、資格者に相談しながら使って欲しいのがダイエットの薬です。**

〈精力剤〉インターポールも追う「偽造品」

男性機能を高める精力薬を購入するとき、一番気をつけなくてはいけないのは、危険なニセモノ薬に騙されないことです。**誰にも相談せずにコッソリ購入しがちな精力剤は、まがい物をつかまされる危険性が非常に高い分野です。実際、ネット上で流通している「バイアグラ」などの勃起不全（ＥＤ）治療薬は、高い割合でニセモノが流通していることがわかっています。**

故意に偽装表示された偽造医薬品は、英語でカウンターフィットメディシンなどと呼ばれています。日本では偽造薬があまり話題になることはありませんが、海外では様々な病気の偽造薬が増えており、WHOでさえその規模の把握は困難だとしています。[11]

２０２０年1月にBBCが報じたところでは、世界の偽造薬の取引額は年間２０００億ドル（約20兆円）に上り、そのうち4割がアフリカ、欧州と米国がそれぞれ２割を占めています。[12]また、低品質な薬も広く出回っており、米国の学会誌によると、特に深刻なアフリカの39ヶ国においては低品質のマラリア治療薬によって、推計で毎年12万人以上の5歳未満の子供が亡くなっているという悲惨な状況です。[13]

BBCの報道に限らず、偽造薬や低品質な薬によって多くの命が失われていることは、過去にもタイムズ紙などの海外メディアで報じられており、「品質の保証された薬を届ける」ことが仕事の薬剤師にとっては、偽造医薬品の流通はよく知られた問題となっています。

アニメ「ルパン三世」の登場人物・銭形警部が所属することでおなじみのインターポール（国際刑事警察機構）では、２００８年から「オペレーション・パンゲア」と呼ばれる偽造薬撲滅作戦を展開しています。２０２０年3月の「オペレーション・パンゲア13」では、４４０万点の偽造品を押収し、１２１人を逮捕しました。今回は新型コロナウイルスに関連したものが多く、偽造フェイスマスク、規格外の手指消毒器、未承認の抗ウイルス薬などが押収されています。[14]

さて、日本はといえば、２０１７年にC型肝炎治療薬の偽造品が国内流通していることが発覚、２０２１年には国内製薬企業が品質管理に問題があるとして業務停止命令を受けるなどの事例はあるものの、偽造医薬品の数は海外と比較して非常に少ないとされています。一方で、個人輸入となると事情は異なります。２０１５年に関税で差し止められた偽造薬は、なんと10年前の１００倍に当たる、およそ１０００件。ファイザー日本法人など複数の製薬企業による２０１６年の合同調査では、日本とタイの販売サイトで入手したＥＤ治療薬（バイアグラなど）の40％が偽造品でした。個人輸入は、非常にリスクのある行為なのです。[15]

安全でユニークな日本の市販精力薬

では、個人輸入に頼らず、日本の薬でなんとかするにはどうしたらよいでしょうか。

ほとんど知られていないことですが、実は日本国内の市販薬にも、精力を上げる薬があります。コッソリ購入する人が多いため、ドラッグストアでも目立たない場所に置かれているうえに、薬剤師でなければ販売できない「第一類医薬品」「要指導医薬品」に指定されているものが大半なので、あまり知名度はありません。けれども、海外の薬を個人輸入するよりもずっと安全に使うことができます。

市販の精力増強薬は、マムシを使ったものから、なんとオットセイの睾丸《こうがん》を使ったユニークな成分まで様々です。たとえば「金粒オットピン」という飲み薬は、海狗腎《かいくじん》というオットセイの睾丸・陰茎を乾燥させた生薬や、加齢やストレスに伴う体の衰えを改善する地黄《じおう》という植物由来の生薬が配合されており、強壮効果が期待できます。

一文字違いの「オットピン－S」（ビではなくピです）という精力薬もあります。こちらは生薬ではなく、【メチルテストステロン】という男性ホルモンを使った性機能改善薬で、１日３～５回、男性性器や内股に塗ることで男性ホルモンを補充し、性機能を徐々に高めていきます。

【テストステロン】を使った薬には、「トノス」や「グローミン」という塗り薬もあります。「トノス」が他の男性ホルモン薬と一味違うのは、局所麻痺成分が含まれていることです。塗った場所の感覚が鈍くなるため、長く性交ができるようになりますので、勃起力はあるのだけれど射精が早いという人にはテストステロンだけの「グローミン」よりも「トノス」の方が向いていそうです。ただし、「トノス」の製造販売元である大東製薬工業の福井厚義社長によると、性風俗店で「トノス」をつけた男性客が、事前に患部の薬を洗い流さないことによって敏感肌の女性の口や隠部がかぶれてしまい、女性にとても迷惑がかかることがあるそうです。塗布後20分も経てば効果は現れ、皮膚上の薬を洗い流した後でも麻酔作用は持続するそうなので、使用者は事前に塗布部を石鹼でよく洗い流すエチケットが大切です。

塗り薬に抵抗がある方には、「金蛇精《きんじゃせい》」という飲み薬もあります。こちらは【メチルテストステロン】の他に【ハンピ（マムシ）】などの生薬が入っており、精力・体力をつけることができます。

他にも、「ストルピンM」「ガラナポーン」という、劇薬成分の【ヨヒンビン】が入った飲み薬もあります。この成分は性器の血管を拡張して血流をよくし、勃起を促すことができます。

精力増強薬の大半は、体への安全性に配慮し、薬剤師による安全確認が行われた上でなければ購入することができません。例えば前立腺に重い病気がある方は、「トノス」を使うことができませんが、私の経験上、こうした薬を買い求めるのは中年以降の方が多く、尿が出にくい前立腺肥大の症状があったり、PSA検査（前立腺の病気を調べる検査）を受けていないなどの理由で、これらの商品を使えない方が一定数います。そうした方には、「金粒オットビン」や「金蛇精プレミアム」という飲み薬があります。こちらは男性ホルモンを使っておらず、薬剤師が不在の時でも購入ができる「第二類医薬品」に指定されています。「プレミアム」という名前がついていますが、成分は主に生薬で、「金蛇精」よりも特別強力という印象はありません。むしろ、ＰＳＡ検査をしなくても購入できるという〝使いやすさ〟がプレミアムなのかもしれません。

より詳しく言うと、「金粒オットビン」と「金蛇精プレミアム」は滋養強壮薬で、ここで紹介したそれ以外の薬は、薬剤師がいなければ購入できない直接的な性機能改善薬となっています。また、「ストルピンＭ」と「ガラナポーン」は劇薬という扱いなので、購入時に個人情報を書面に記入する必要があります。

性機能改善薬は、風俗街の周辺以外では店頭でそれほど売れる商品ではありませんので、あまり商品に詳しくない薬剤師もいます。より詳しい相談をし、近所の人たちに見られずにコッソリ購入したい場合は、薬剤師のいる精力増強の専門店を覗くのも良いでしょう。私も勉強として新宿の某有名店ののれんをくぐったことがあります。普段は見かけないような薬に圧倒された上、薬剤師は性の悩みに応じて薬を提案してくれました。

対面相談に抵抗がある、遠方で足を運べないという場合はネットで購入できる薬もあります。

精力剤についてもぜひ、薬剤師に相談してみてください。最後になりますが、女性用には指定第二類医薬品の「ヒメロス」という薬があります。「ヒメロス」は女性ホルモンの塗り薬で、女性ホルモンを補充することで局部に潤いを与え、性交渉の不快感を和らげる効果があります。

〈発毛剤〉「薄毛治療薬の戦国時代」を制すのは誰か？

薄毛対策の薬の相談を薬剤師にする人も、決して多くありません。ほとんどのお客さんは、最初から買う商品を決めて購入します。薄毛の悩みはデリケートですから、相談するお客さんの心理的なハードルが高いのでしょう。**販売側としては正直ラクな話ではありますが、心の中では「最近は色々な商品が出ているから、質問していただければ別の提案ができるんだけどな……」と、もどかしく感じる時もあります。**

なぜなら、最近の男性用薄毛対策薬は、まるで〝戦国時代〟と言えるほど多くの商品が登場し、商品選びが格段に難しくなっているからです。そこで、ここでは薄毛薬戦国時代の絵巻物語について語りたいと思いますが、その前に発毛薬の基本的な選び方について簡単に紹介しておきます。

もし男性用の薄毛薬を〝成分〟だけで選ぼうとするならば、それはとても簡単なことです。**発毛効果の高さで選ぶべき薬は、ほぼ一択。ズバリ【ミノキシジル】です。**「男性型および女性型脱毛症診療ガイドライン２０１７年版」（日本皮膚科学会）では、男性の脱毛症で推奨度が最も高いのは【ミノキシジル】と【デュタステリド】と【フィナステリド】であり、それ以外の成分はやや推奨度が低くなると記されています（効かないという意味ではありません）。

【ミノキシジル】は、ドラッグストアや薬局で購入できる市販の塗り薬です。一方、【デュタステリド】と【フィナステリド】は病院で処方される飲み薬。薄毛の悩みが深刻であれば病院を受診するのが良いですが、「いきなり病院へ行くのは気が引ける」という方は、まずは市販薬のミノキシジルから始めるのが良いでしょう。実際、効果に満足して長年使用している方はたくさんいます。

ミノキシジルには、濃度１％と濃度５％の商品があります。一般的には、１％は効果が現れるまでに６ヶ月、５％は４ヶ月かかるとされています。効果が実感できないと、

1～2ヶ月で心が折れて薬を使うのを止めてしまう人もいますから、早く効果を実感したいなら濃度5％を選ぶべきです。最近のミノキシジル製品はほとんどが濃度5％です。
配合される添加物は製品によって異なりますが、今まで添加物で肌がかぶれた経験がない方は、特に気にする必要はないでしょう。強いていえば、海外では保湿添加物のプロピレングリコール（PG）がかぶれの原因になるとして、PG無配合であることを〝ウリ〟にする商品もあります。[16]日本でも一部のミノキシジル商品にはPGが使われていますが、PGによるかぶれは一般的にはかなり少ないとされています。[17]
ちなみに、女性用の薄毛対策薬としてはミノキシジルの濃度1％があり、「リアップリジェンヌ」などの商品名で販売されています。女性用のミノキシジル濃度5％製品は今のところ、日本国内では国から製造承認を得るための臨床試験のデータがないため存在しません。女性が男性用の濃度5％を使うのは避けた方が良いでしょう。

「リアップ」一強を崩した「スカルプD」

さて、このように書くと薄毛対策の市販薬選びは簡単なように聞こえますが、決してそういうわけではありません。ミノキシジル配合の製品市場は〝乱世〟とも言える時代に突入しており、商品選びが一昔前よりもはるかに複雑になっています。

現在、厚労省所管の独立行政法人PMDA（医薬品医療機器総合機構）のデータベースに掲載されている日本国内のミノキシジル商品は、30種類以上あります。ほんの数年前までは、状況は全く違いました。長年にわたり、ミノキシジル製品は「リアップ」ブランドのみであり、薄毛対策薬は「リアップ」の一強だったのです。

ミノキシジルはもともと海外で使われていた発毛成分で、日本に上陸するまでは海外からわざわざ個人輸入する人もいました。それほど前評判の高いミノキシジルが日本で初めて販売されたのは、1999年のこと。大正製薬が国の製造承認許可を取得し、「リアップ」というブランド名で発売を開始しました。「リアップ」は〝日本で唯一の発毛剤〟をキャッチコピーに、敵無しの存在となったのです。

ところが、2018年に状況が一変します。19年間にわたりライバル不在だった「リアップ」が、ついに特許切れを迎え、他のメーカーがミノキシジル商品を売り出したのです。

さあ、薄毛薬戦国時代の幕開けです。この時、市販薬関係者を最初に驚かせたのは、ライバルの第一弾が、大手製薬メーカーではなく、シャンプーなどの日用品を扱うアンファー社だったことです。比較的高齢層をターゲットにしてきた「リアップ」に対して、アンファーが発売したミノキシジル製剤「スカルプD メディカルミノキ5」は元SMAPのメンバーを起用した若者向けの広告を大々的に展開し、市場の食い合いにならないようなマーケティングを行いました。これ以降、アートネイチャーなどのそれまで市販薬とは縁のなかった企業までが、美容という位置付けで独自開発したミノキシジル製品を発売するようになりました。

もちろん、他の大手製薬メーカーも黙ってはいません。2018年を境に、ロート製薬や興和、佐藤製薬なども自社の製品を販売し始めました。かくしてミノキシジル製品は乱立を極め、その結果、大きく2つのグループに分かれることになりました。一つ目のグループは、「リアップX5プラスネオ」を筆頭とした高価格帯グループで、価格が1本（1ヶ月分）7000~8000円。もう一つのグループは、5000円前後の低価格帯グループです。

高価格グループはミノキシジル以外にも頭皮環境を整えるビタミンなどが一緒に配合されていたり、容器にコストがかけられていたりする一方で、低価格グループは成分がミノキシジルだけで、容器も簡便な低コストのつくりをしています。ドラッグストアでは、この2つのグループが並べて売られるようになりました。「リアップ」ブランドの最上位版である「リアップＸ５プラスネオ」には、そうしたビタミンなどが一緒に配合されていますので、「金に糸目はつけない。とにかく少しでも良いものを」という方には適しているといえそうです。しかし、多くの方は「肝心の主成分が同じなら、安い方がいい」と思われるのではないでしょうか？　そのような考えに立てば、安価な５０００円前後のグループが圧勝するはずですが、ところが実際はそのようにはなりませんでした。

理由の一つは、「容器の使いやすさ」です。低価格商品の容器は「先が尖っており、塗っていると痛い感じがする」という感想を持つ方がいた他、発売したばかりの頃には「容器に不具合がある」「壊れている」と返品してきたお客さんも少なくありませんでした。最近の研究でも「リアップＸ５プラスネオ」は、他の製品と比較して、「計量の正確性」「頭皮への到達度」「液ダレのしにくさ」などの点において優れているという報告があります。[18]　一度は低価格商品を試してみても「やっぱりリアップの方が使いやすいよ」と言って元サヤにおさまるお客さんもいるのです。かと思えば、「リアップはベタつく感じがして嫌だ」といって、使用感の異なる別の安価な製品を好むお客さんもいます。**ミノキシジルは1日2回の塗布を続ける薬なので、使いやすさはとても大切で、価格だけでは商品の価値を測れないのです。**

高価格商品の「ビタミン」に効果はあるか？

とはいえ、実際にはそうした製品ごとの特徴を知らず、知名度が高いという理由や価格差だけで発毛薬を購入している方が多いのが現状だと思います。

ミノキシジル市場の競争はしばらく続きそうで、2020年になってさらに衝撃的な事態が起きています。それまで5000円で売られていた低価格商品の一部が、ネット通販で3500円ほどの超低価格で販売されるようになったのです。その結果、高価格商品と超低価格品で2倍もの価格差が生じる状態になっています。

既存の大手メーカーも戦略の立て直しを図っています。ロート製薬は2018年に発売したミノキシジル製剤の「リグロEX5」を、2020年にリニューアルして再発売しました。リニューアル品の「リグロEX5エナジー」では、ビタミン成分を追加配合しただけでなく、価格を旧来の税抜き7000円から5400円まで落としました。

さて、各社の戦いは今後どのようになっていくのでしょうか。おそらく製薬メーカー各社は知恵を絞っているところだと思いますが、薬剤師としての立場から申せば、やはり効果の違いで差別化を図ってほしいという気持ちがあります。

そもそも、今の日本の発毛医薬品に添加されているビタミン類が具体的にどの程度の効果をもたらすのかは、実はよくわかっていません。ひょっとすると、ビタミン類が入っていても効果に差はないのかもしれないのです。そのため、薬剤師はたくさんある発毛薬の中で「どれが一番効きますか？」とお客さんから聞かれても、確かなデータがない以上、薬学的には「どれも大差ないと思われます」という回答をせざるを得ません。

海外では、２０２０年にイランの病院で行われた研究において、ある植物油とミノキシジルを合わせたことで、ミノキシジル単体よりも発毛効果が高まったという報告がなされています[19]。今後こうした研究が進むと、効果の差に注目が集まるようになるかもしれません。

いずれにしろ、「発毛医薬品ならリアップを買っておけばいい」という時代は完全に終わりました。今のところミノキシジル商品は、値段や使用感を薬剤師に聞きながら自分に適した商品を見つけるのがポイントです。やがては、科学的データに基づく発毛強化薬が開発され、この戦乱の世を制する覇者が現れるかもしれません。

〈消臭〉「デオコおじさん」現象と〝汗のにおいエチケット〟

夏になるとドラッグストアに山積みされるのが、汗拭きシートや制汗スプレーの数々。最近は「スメルハラスメント（スメハラ）」という言葉まで登場するほど、においのエチケットは日常生活に浸透しています。

汗のにおいは、汗が皮膚の常在菌によって分解されることで起きます。そこで、多くの汗対策商品には殺菌作用のある成分が含まれており、特に「薬用」と書かれた医薬部外品の商品には、汗対策に比較的効果の高い成分が入っています。近年大ヒットした医薬部外品は、「DEOCO（デオコ）」というボディーソープです。においの原因菌を殺菌するとともに、加齢で減少する女性特有の甘い匂いを補ってくれるというこの女性用ソープが、匂いを気にする男性にも好評を博しました。これは「デオコおじさん」現象と呼ばれ、しばらく商品の品薄状態が続くほどだったのです。

ワキガは「腋臭症《えきしゅうしょう》」と呼ばれ、日本人の約10％が腋臭症と推定されています。生活習慣（食事やストレス）がにおいに影響すると考えられていますが、はっきりとしたことはわかっていません。[20] 汗が過剰に出る症状は「多汗症《たかんしょう》」と呼ばれ、特に原因のない原発性多汗症の有病率は世界各国で概《おおむ》ね数％とされています。また、部分的な多汗症（局所多汗症）に対しては、治療の第一段階として、汗の出口を塞ぐ【塩化アルミニウム】を塗ることが推奨されています。[21]

【塩化アルミニウム】を使った商品は、市販でも入手することができます。各製品の配合濃度は記載されていませんが、塩化アルミニウムを使った一例としては医薬部外品の「テノール液」や「オドレミン」といった商品が、ワキガや汗臭に効果のあるものとして販売されています。また、制汗剤によく配合されている「ミョウバン」は【硫酸アルミニウムカリウム】のことで、これも汗が出るのを防ぐタイプの成分です。[22]

汗の悩みに対しては、市販薬は得意分野とは言えません。強いて言えば、漢方薬を試すという方法もありますが、これは漢方に詳しい専門家の高いスキルが必要だと個人的には思います。汗を抑える漢方薬の一例には、ダイエット薬のところで紹介した防已黄耆湯があります。体の余分な水分を出すとともに、皮膚から漏れ出る汗を抑える効果があり、汗っかきや水太り体質の人の関節痛や肥満症に使われます。

口臭対策で大事なこと

続いて口臭の悩みですが、近年の厚労省の歯科調査によると、「自分には口臭がある」と感じている人は国民全体の約1割に上るそうです。[23] テレビでは口臭を防ぐための食品や洗口液、歯磨き粉のコマーシャルが目につきますし、ドラッグストアの棚にも口臭予防の商品はたくさんあります。病院では口臭外来を設置するところも珍しくありません。

ところが、口臭は自分ではなかなか評価しにくいものであることは、あまり知られていないかもしれません。東京歯科大学千葉病院の口臭外来が2009年からの3年間で受診患者の背景を調べたところ、口臭を意識するようになったきっかけで一番多かったのは「他人から指摘された」ケースであり、2番目に多かったのは「相手の動作・仕草で気づいた」ケース。「自分で口臭に気づいた」ケースは3番目でした。[24]

この調査ではさらに面白い結果が示されています。それは、相手の動作・仕草や自分で気づいたことで受診した患者の口臭レベルを科学的に測定したところ、なんと約半数が「口臭なし」だったのです。つまり、実際は口臭はほとんどないにもかかわらず、「自分の息は臭いのではないか」と思い込んでいるケースがあるということです。口臭の原因は様々あり、ニンニクなどのにおいの強い食事や、女性であればホルモンバランスの変化によって一時的に口臭が強まることがありますが、たまたまその際に他人から指摘されたことで「自分の息は、いつもにおっているのかも（ガーン‼）」と誤解するケースがあるようです。というわけで、大前提として知っておくべきことは、口臭の中には「気のせい口臭」や「たまたま口臭」もあるということです。

とはいえ、口臭は避けたいものです。そこで市販薬の出番……と言いたいところですが、白状しますと口臭対策の薬は数種類しかありません。

ドラッグストアに置いてある代表的な口臭対策薬は、内服薬の「サクロフィール」です。パッケージに「のんで口臭を除去」と書いてある「サクロフィール」は、【銅クロロフィリンナトリウム】という葉緑素の成分でできた薬です。銅クロロフィリンナトリウムによる口臭予防効果は、日本では少なくとも1950年頃には明らかになっていたようで、銅クロロフィリンが口臭の主な原因とされる揮発性の硫黄化合物を抑えることが過去の複数の研究からわかっています。[25]「サクロフィール」を飲むと、胃の中のにおい物質と直接反応して悪臭が弱まり、メーカーによるとその効果は2時間ほど続くと考えられています。

胃の中で作用する「サクロフィール」の弱点は、口の中のにおい物質は退治できないことです。後でお話しするように、口臭の原因は多くの場合口の中にあると考えられており、お菓子メーカーのロッテは、銅クロロフィリンを添加したチューイングガムで口臭を抑えた実験結果などを過去に論文発表しています。[26]

「サクロフィール」は飲み薬なので、残念ながら口の中のにおい成分には反応しません。そこで「より効果的に使うには、口の中の口臭物質にも反応したほうがいいのではないか」と考えた私は、試しに舌の上に数秒間だけ乗せてから、水で飲み込んだことがあります。すると、舌がまるでピッコロ大魔王のような見事な緑色になり、1時間以上も色が落ちませんでした。デート中の口臭予防に使いたい人は、舌の上で溶かすような蛮行はやめたほうがよいでしょう（そもそも口の中で溶かす薬ではありませんのでご注意ください）。

もう一つ、市販の口臭対策としては、うがい薬があります。「イソジン」などの殺菌効果を持つうがい薬の効能・効果をみていただくと、最後の方に「口臭の除去」と書かれています。ただし、口内の菌が繁殖している朝や、食後などの一時的な口臭に対してのみ、実用的な印象です。

口臭に対して他に何ができるかと言えば、薬以外の対処法です。

２０１３年の海外の論文では、口臭の90％は口の中に原因があり、残りの約９％は呼吸器系や消化器系、糖尿病などの代謝系などで、１％は食生活などとされています。[27]口の中に問題がある口臭の主な要因は、舌苔《ぜったい》（舌のコケ）と歯周病だと考えられています。口の中は適度な温度と湿度があるので細菌が繁殖しやすく、その結果、揮発性の硫黄化合物が発生し、口がにおうようになるのです。

菌が繁殖しやすい環境には、口の渇きなどがあります。その原因は、無意識に口呼吸で口を開けていることの他に、緊張やストレスで交感神経が活発化して唾液の量が減ることなどが考えられます。

口のにおいが気になったら、口の中を潤すこと、日頃から歯磨きを欠かさないこと、もし気になるなら舌苔をとる舌ブラシ・舌クリーナーも今はたくさん種類があります。「リステリン」などのアルコールタイプの洗口液による消毒も一時的な効き目が期待できます。歯周病には、歯周病薬の歯磨き粉がよいでしょう。こうした日頃のケアと、定期的な受診が重要といえそうです。

〈痔〉〝塗らずに治す〟ヒット商品「ヘモリンド舌下錠」

読者の皆さんは痔の薬を使った経験はあるでしょうか。私はこれまでの人生で一度だけお世話になったことがあります。市販の塗り薬を購入し、恐る恐る塗ってみたところ、患部に触れた指先になんともいえない感触が残りました。あのこそばゆいような、恥じらいの感触……。形容しがたく、できればもう塗りたくないと思っています。

「痔は塗り薬で治すものだ」と考えている方は多いことでしょう。ところが、そのような常識を覆し、〝塗らずに治す薬〟を発売してヒットを飛ばした商品があります。発売した2017年度の売上は1・5億円、さらに翌年度は7億円にまで跳ね上がった「ヘモリンド舌下錠《ぜっかじょう》」です。[28]

「ヘモリンド舌下錠」は、動物の血管から作られた【静脈血管叢《そう》エキス】が、血流を改善したり炎症を抑えたりする効果のある薬です。この薬は飲み方に特徴があり、「舌下錠」という名前が指すように、舌の下に入れて5～10分かけて自然に溶かします。舌の下の粘膜から吸収させると、薬を分解する肝臓を通過する前に薬が効くようになるのです。飲み込んでしまうと、効果が弱まってしまうので注意です（逆に、舌下錠ではない薬を舌下で使うのは危険なのでやめてください）。

「ヘモリンド」は、実は１９６３年に「日本初の痔用舌下錠」として発売した非常に古い薬なのですが、最近になってパッケージをわかりやすく変更したことでヒットにつながりました。【静脈血管叢エキス】の主な副作用には胃の不快感などの胃腸障害がありますが、頻度は特に高くはありませんので、比較的安心して使える薬と言えます。[29]

ただし、「ヘモリンド」は、いぼ痔専用の薬です。痔にはいくつかのタイプがあります。本来受診が必要なタイプの痔に対して誤った市販薬を使ってしまったり、いつの間にか痔がひどくなって手術が必要になったりすることがないように、ここでは痔の種類について簡単に触れておきたいと思います。

痔には「いぼ痔」「切れ痔」「痔ろう」の３タイプがあります。このうち市販薬で対処できるのは、いぼ痔と切れ痔です。いぼ痔はいぼが出来ている状態、切れ痔は切れている状態、痔ろうは膿《う》んでしまっている状態です。「痔ろう」は必ず受診が必要なタイプなのですが、「痔ろう」という名前の世間の認知率はそのほかの２タイプの半分ほどしかないという調査がありますので、ぜひ知っておいていただきたいと思います。[30]

大ヒットした「ヘモリンド」舌下錠ですが、使えるのはいぼ痔だけということもあり、痔の薬の主流は依然として塗り薬です。塗り薬選びのポイントは「形」と「成分」にあ

ります。

いぼ痔には、お尻の内側にできる「内痔」と外側にできる「外痔」があります。外にできた痔には「軟膏タイプ」が塗れますが、内側にできた痔には指が届きませんので、「座薬タイプ」を使います。また、内側にも外側にも使える便利な「注入軟膏」というタイプもあります。

痔の塗り薬の成分は、大きく2つに分けられます。炎症を鎮めるステロイド成分が入っているものと、そうでないものです。代表的な薬である「ボラギノール」を例に挙げると、箱が緑のボラギノールがステロイドなしの「ボラギノールM」。黄色がステロイドありの「ボラギノールA」です。ステロイドなしの方にも炎症を鎮める成分として【グリチルレチン酸】は入っていますが、一般的にはステロイドの方が効き目が優れると考えられています。いぼ痔の炎症が強く、痛みがつらい場合は、ステロイドを選んだほうが良いでしょう。

ただし、ステロイドには免疫を抑制する作用があります。お客さんの中には、病院で免疫抑制系の薬を処方されている人もいて、「市販薬を購入するときはステロイドが入っていないものを選ぶように言われている」と相談してきた方も過去にいました。また、

『肛門疾患診療ガイドライン2014年版』では、ステロイドはまれにステロイド性皮膚炎や肛門周囲白癬症を引き起こす点が指摘されていますので、自己判断での長期使用は避けるべきでしょう。

　また、切れ痔タイプには便秘症の人が比較的多いとされます。[31] そういった方は、痔の薬と一緒に便秘薬も使うという手があります。効き目が穏やかなマグネシウム製剤など、いろいろ種類はありますので、自分で選ぶ前に資格者に相談した方が良いでしょう。

「ヘモリンド」のように〝塗らずに治せる〟痔の飲み薬は他にもあります。漢方薬で痔の薬といえば、「乙字《おつじ》湯《とう》」です。乙字湯は血流改善、抗炎症効果があるだけではなく、大黄《だいおう》という下剤成分が入っているので、便を柔らかくしてお尻への負担を減らすことができる、便秘症状の人に適した薬です。「ボラギノール」ブランドには「内服ボラギノールEP」という飲み薬があります。こちらは血流改善や抗炎症作用のある生薬を含んでいますが、乙字湯とは異なり大黄は入っていませんので、お腹が緩くなる心配は少ないでしょう。乙字湯と「内服ボラギノールEP」は、いぼ痔にも切れ痔にも使えます。

　痔を何度も繰り返してしまうという相談はよくありますので、治すには生活習慣なども一緒に改善する必要があります。店頭で相談するときは、症状に合った製品を聞くとともに、飲み薬がいいのか、塗り薬がいいのかなどの希望も伝えると良いでしょう。

〈睡眠の悩み〉副作用を転用した「ドリエル」の注意点

「病院で出される睡眠薬と、市販の睡眠薬はどう違うの？」

これはお客さんから時々聞かれる質問なのですが、そもそも大事なことが一つ抜けています。それは、市販薬に「睡眠薬」はない、ということです。現代の一般的なドラッグストアに並んでいるものは、睡眠薬ではありません。これらは「鎮静剤」や「睡眠改善薬」と書かれている商品で、気持ちの興奮を抑えたり、睡眠トラブルの改善を補助してくれたりするような薬で、睡眠薬とは区別されています。

睡眠薬と睡眠改善薬の違いは、成分です。一例として睡眠改善薬のナンバーワンブランドである「ドリエル」を見てみましょう。「ドリエル」は【ジフェンヒドラミン】という成分の薬です。ジフェンヒドラミンは非常に古い成分で、「第一世代抗ヒスタミン成分」と呼ばれる種類に属します。ほとんどの風邪薬や鼻炎薬の注意書きには「眠くなることがあります」と書かれていますが、実はこの眠気は第一世代抗ヒスタミン成分の副作用なのです。第一世代抗ヒスタミン成分による眠気はとても有名で、風邪薬では敬遠されがちな成分です。

実は「ドリエル」の睡眠効果は、この副作用の眠気を利用したものです。効果が副作用だったと聞くと驚いてしまうかもしれませんが、これはそれほど突飛なことではありません。例えば先述の「リアップ」などに含まれる発毛成分【ミノキシジル】も、元々は海外で血圧の薬として開発された成分でしたが、「毛が増える」という副作用があることがわかり、それを利用して発毛医薬品として販売されたという経緯があります。そうした意味では、副作用を主作用にすること自体は、決して悪いわけではありません。ただ、病院の睡眠薬は初めから不眠を治す目的で作られたものなので、不眠の種類に応じて薬の種類も豊富にあり、なるべく副作用が少なく効果の高い薬を目指して日々開発が進められているのに対して、市販薬のジフェンヒドラミンは古典的で、ややトリッキーな使い方であると言えるのです。

ジフェンヒドラミンを睡眠改善に使っているのは日本だけではありません。海外でも睡眠改善に用いられていますが、高齢者による継続的な服用に対しては問題視する報告が上がっており、漫然と使用することで、耐性化（効かなくなる）やふらつき、記憶力の低下につながる可能性が指摘されています[32]。私の印象では、日本の市販睡眠改善薬の利用者に高齢者は少ない（高齢者は病院で処方されていることが多い）と思いますが、若い方であっても、なんとなく飲み続ける薬ではないでしょう。**商品の説明書にも「一時的な不眠」に使う薬のため「連用しないでください」と明記されています。**

では、不眠に対して他にどのような市販薬があるかというと、ここでも漢方薬の出番です。「酸棗仁湯《さんそうにんとう》」や「加味帰脾湯《かみきひとう》」「柴胡《さいこ》加竜骨牡蠣湯《かりゅうこつぼれいとう》」などがあり、これらは病院でも不眠症に対して処方されます。市販薬としても大抵のドラッグストアに置いてありますが、名前を変えている場合もあるので自分では見つけにくいでしょう。例えば酸棗仁湯は「ホスロールS」、加味帰脾湯は「ユクリズム」といった、カタカナの商品名で店頭に並んでいます。また、漢方薬は体の状態によって選ぶ薬の種類が変わってきますので、必ず一度は漢方薬を得意とする薬剤師か医薬品登録販売者に相談するのがよいでしょう。

ジフェンヒドラミンと漢方薬を比べると、ジフェンヒドラミンは価格が安いというメリットがあります。ただし、これは就寝前に頓服で半ば強制的に頭をボンヤリとさせる成分ですので、風邪薬のように「生活に支障が出て困る」という時に一時的な退避策として用いるのが正しい使い方だと思います。

これに対し、漢方薬は体全体の調子を整えるという発想の薬です。しばらく飲み続けることでしっかり効いてくれれば体調がよくなりますが、デメリットとしては、自分に合った漢方薬を見つけるのが難しいことと、効果が出るまでやや根気がいるということです。漢方薬を一度や二度飲んだだけで、効果が実感できず「漢方薬はやっぱり効かないんだな」と失望するパターンは多いのですが、個人的な意見では、これはそもそも漢方薬の使い方として誤っているといえます。逆に、私自身もお客さんに睡眠を改善させる漢方薬をご紹介して、すぐに「アレ、すごい効いたよ！」と喜んでいただくこともあるのですが、睡眠の質というのは生活環境などの複雑な要因によって左右されますので、本当に漢方薬のおかげであると判断するのは容易ではありません。

〝結果オーライ〟というつもりはありませんが、日々の生活がラクになる可能性があるのであれば、一度じっくり相談して漢方薬を試してみるのはいかがでしょうか。

第5章　毎日を元気に乗り切るために

〈体質改善と健康維持〉「カタカナ漢方」の時代

ドラッグストアに来るお客さんには、「一時的な症状を治す」薬ではなく、「長期的・慢性的な不調や体質を改善したい」、もしくは「疲れをとりたい」「健康を維持したい」という目的で薬やサプリメントを探している人もいます。ここからは、そうした体質改善や健康維持のための商品を紹介したいと思います。

ところで、前章ではコッソリ治したい健康の悩みを、ややマニアックな薬たちとともに紹介してきましたが、ここまで読んで気づいたことはありますか。「漢方薬がよく登場するなあ」とは思われませんでしたか？

そう、実は今、市販薬では漢方薬人気がじわじわと広がっているのです。業界紙の報道によれば、ここ20年ほど（１９９６〜２０１８年）で販売金額が最も伸長した一般用医薬品のカテゴリーは漢方薬で、19年には市場規模が600億円を超えました[1]。

漢方薬をうまく利用すると、市販薬の選択肢の幅は一気に広がります。漢方薬というと「自然派」「体に優しい」という印象がある方も多いと思いますが、人気の秘密はそれだけではありません。漢方薬は、西洋的な薬が苦手とする症状に対処することができるのです。例えば、微熱が続いてなんとなく体の調子が良くない状態が続いているとします。一般的な市販薬で対処しようとすると、解熱鎮痛剤くらいしか思い浮かばないかもしれませんが、漢方であれば、こうした長引く微熱を「内傷性《ないしょう》発熱」と呼び、漢方の教科書には内傷性発熱に使う薬が複数掲載されています。

最近のドラッグストアには、手に取りやすい漢方薬がバラエティ豊かに並んでいます。市販の漢方薬の普及に一役買っているのは小林製薬です。古くて小難しいイメージの漢方薬に、あえて消費者が手に取りやすいポップでお茶目なネーミングをつけるのが同社のお家芸で、内臓脂肪が気になる方への「ナイシトール」、こむら返りに使う「コムレケア」など、ダジャレのようなカタカナの商品を次々と発売してきました。近年はそれにつられるように、ロート製薬が不眠を改善する「ユクリズム」、トイレが近い症状に使う「トイリズム」といった商品を発売して、ダジャレ合戦になっています。ダジャレというと、ちょっと不真面目な印象もあるかもしれませんが、元々の漢方薬の名前も、実は単純です。８つの生薬でできた八味丸《はちみがん》（八味地黄丸）、５つの生薬でできた五苓散《ごれいさん》、肝《かん》（精神や臓器の機能を調整する漢方独自の概念）の異常を整える抑肝散《よくかんさん》など、名前を見るとどんな薬かが想像できるネーミングです。

２０２０年には、頭痛などに使う「テイラック」（成分は五苓散）が大ヒットし、品切れ状態になりました。その時、ツイッター上では「テイラックの成分は、（同じ会社で以前から発売されている）アルピタンと同じだった！」という一般消費者のツイートが拡散され、多くの人に驚かれました。**市販薬をよく知る資格者からすれば「そんなことは、相談いただければいくらでも教えますよ」と言いたいところですが、ドラッグストアで資格者に相談する人は少ないため、世間の方々にはあまり知られていなかったようです。**

漢方薬の科学的根拠

市販の漢方薬のほとんどは、本書で紹介しているものを含めて、病院でも処方されるものです。しかし、そもそも漢方薬とはなんでしょうか。一言でいえば、漢方薬とは、生薬と呼ばれる天然の物質（草や木や石など）を組み合わせることによって作られる薬のことです。料理に例えるなら、生薬とはさしずめ素材（人参やジャガイモ）であり、漢方薬は料理名（カレーやオムライス）ということになります。生薬は、それぞれ独自の効果を持っています。体を温めるもの、冷ますもの、潤すもの……そうした生薬の特性を上手に組み合わせることによって、オリジナルレシピを作ることができるのです。
近年、そうした漢方薬の特性を象徴するような出来事がありました。新型コロナウイルスが世界的に蔓延し多くの死者を出した２０２０年、いち早く新しい薬を生み出した国がどこであるかご存知でしょうか。答えは中国です。伝統医学が盛んな中国は、「清肺排毒湯（Qingfei Paidu decoction）」という漢方薬（中国では中薬といいます）を作り、各国に先駆けて積極的に患者に投与しました。中国政府の対応の早さは驚くべきもので、2月上旬には清肺排毒湯が各地で効果を上げていると通知し[2]（あくまで政府発表です）、さらに新型コロナ肺炎の治療方針の通知においても、2月中旬に発表した第6版で21種類の生薬を組み合わせた新薬「清肺排毒湯」を治療の選択肢として挙げました。[3]
もちろん、清肺排毒湯が新型コロナにどの程度有効かについては、冷静に考える必要があり、科学的な検証を待たなくてはいけません。日本国内では、新型コロナウイルスに効くとして未承認の漢方薬を販売した男性が書類送検された事例も起きていますので、安易に漢方薬に頼るのは避けた方が良いでしょう。このように漢方薬の評価は慎重にならなくてはいけないものの、とはいえ、症状に合わせた柔軟な対応力は漢方薬の強みといえます。

漢方薬の効果に科学的な根拠はあるのか?と思われる方もいるかもしれません。科学的根拠がなければそもそも処方されない医薬品の中で、漢方薬はやや特殊です。漢方は伝統的に日本で行われてきた治療法なので、近代的な科学的根拠には乏しいといえます。そのような薬が、病院で保険診療の下に当たり前のように処方されるようになったのは、1960〜70年代に武見太郎氏という日本医師会会長による、多くの漢方薬を保険適用の対象とすべきであるとする強い主張があったからという話もあります[4]。

西洋薬と合わせて漢方薬をサポート的に使用する医師は多く、同時に、漢方薬に科学的根拠を求める意見は広まっているように思います。最近の一例としては2021年の日本薬理学会年会に、ロート製薬と熊本大学の共同研究で、気圧変化への頭痛に使う「五苓散」について、マウスを使った実験結果を発表しています。気圧が低下すると脳血流量は増え、通常気圧に戻しても元の脳血流量にまでは戻りません。ところが五苓散や【ロキソプロフェン】を与えると脳血流量の増加が抑制され、さらに五苓散の方はロキソプロフェンとは異なり、通常気圧に戻すと脳血流量が元の状態以上に減ったというものでした。[5] 人に対する五苓散の効果を直接示すものではありませんが、一般的な鎮痛薬とは異なる機序が働いていることを示唆しています。人を対象にした研究で「科学的根拠がある漢方薬」として有名なのは大建中湯《だいけんちゅうとう》です。胃腸薬の一種として使う大建中湯には、消化器癌の手術後に起きやすい消化器のトラブルを予防する効果があるとされており、その効果を示す数々の論文が出ています。

また、**伝統的な考え方である「証《しょう》」を科学的に裏付ける研究もあります。** 第4章のダイエット薬の項で紹介した120名の肥満者を対象にした効果の検証では、防風通聖散を飲んだ人たちのうち、高い効果を得られた人たちとそうでなかった人たちの検査値の差を調べたところ、高い効果を得られた人たちは「血圧」と「血清総蛋白質量」が高い傾向がありました。研究者らは、肥満・高血圧・栄養状態が良いことが、防風通聖散の適応状態である「実証」に対応していると言え、これらの検査値が高い人たちは効果を得られやすいとしています。効果の程度や、利益相反（中立とはいえない立場による研究）の課題はありつつも、個人的には漢方薬の科学的根拠は、これからより固まってくるのではという印象です。[6]

漢方薬を選ぶには専門家への相談が必要であることは繰り返し述べてきましたが、自分でできることとしては、まずパッケージの効能・効果をよく読むことに尽きます。漢方薬のパッケージの効能・効果の欄には「体力が中程度で、……な体質の人」といった記載がありますが、これは漢方薬が「証」を考えて使う必要があるからです。まずここを読み、自分の状態と合っているかを確認します。

次に読むのは、パッケージに書かれた生薬成分です。例えば、ツムラの「葛根湯」には「本品2包（5・0g）中、下記の割合の葛根湯エキス（2／3量）2・5gを含有します」と書かれています。2／3とは、使用されている生薬が本来の量の3分の2という意味です。病院で処方される医療用の漢方薬の量の3分の2と捉えても構いません。**市販の漢方は商品によって医療用と同じ量だったり、医療用よりも少なかったりします。**それらを見分けるには、成分名の欄に●／●といった分数の記載があるか確認する方法があります。●／●がなければ、それは本来の量と同じであるということを指し、これを「満量処方」と呼びます。

では「本来の量」とは何を指すかというと、薬の品質基準を記した「日本薬局方」に記載された生薬の量です。例えば、日本薬局方では葛根湯に4種類の製造基準を設けており、4つのうちどれか1つを選び、その基準に適合する薬を作る必要があります。この4つの基準は、それぞれ使用する生薬量と各生薬の構成比率が異なっており、多いもので総量25g、少ないもので総量17gとかなり幅があるのですが、基準上は、総生薬量25gから作った葛根湯も、総生薬量17gから作った葛根湯も、生薬の種類と分量が規定通りであれば「満量処方」として記載ができます。[7]

17gよりも25gの方がどう考えても有効成分が多そうに感じますし、「有効成分はエキス量に相関する」と述べる成分分析の専門家の意見もありますが、漢方薬はその人の状態に合わせて生薬を過不足なく使うものであるとされているので、単純な優劣はつけられないようです。お料理は調味料や具材が多ければ美味しいわけではないのと似ているかもしれません。ありふれた言い方にはなってしまいますが、表示されているエキス量やメーカーへの信頼性、実際に使用した実感から判断することになるように感じます。

〈民間伝承薬〉日本のソウルメディシン

漢方薬とよく間違えられる薬に、民間伝承薬があります。この2つは似ているようで別物です。「何が違うの？」と聞かれることがありますが、民間伝承薬とはその土地の言い伝えなどから作られた薬で、漢方薬は主に中国の古い書物に記されたレシピを元に作られた薬のこと。どちらも生薬を使うという点では同じですが、民間伝承薬には基本的に「証」の考え方がありません。そのため、民間伝承薬には漢方薬の説明書にあるような、「体力が中程度で……」といった記述はないのです。

民間伝承薬という言葉に正確な定義はありませんが、第3章で触れた「正露丸」の他、「龍角散」「救心」「薬用養命酒」などもこれに当たると言えるでしょう。

ところで、「百草丸《ひゃくそうがん》」という胃腸薬をご存知でしょうか。長野県の観光名所・善光寺の門前町には、この名前の薬が多くの薬店で売られており、胃腸薬といえば百草丸を思い浮かべる長野県民も少なくないほどの、ソウルフードならぬ〝ソウルメディシン〟となっています。商品には「御岳百草丸」「日野百草丸」などがあります。

百草丸は、長野県の御嶽山にちなんだ民間伝承薬です。御嶽山は古来霊山として、採薬術、合薬術を身に付けた修験者たちが集う場所でした。百草丸は、そんな彼らが用いた薬の一つだったと言われており[8]、オウバク、ゲンノショウコ、ビャクジュツといった胃腸に作用する生薬から作られています。

日本の各地にはこうした〝ご当地薬〟がいくつもあり、「龍角散」はもとは秋田藩の家伝薬として伝えられ、「薬用養命酒」は信州の雪の中で行き倒れになった老人を介抱した塩沢家が、その老人から伝授された薬酒であるとの言い伝えがある薬です。ローカルに愛され続けている薬には、例えば奈良県の「陀羅尼助《だらにすけ》」もあります。県内ではよく見かけるこの胃腸薬は、奈良の修験者たちが使ったと言い伝えられる伝承薬で、キハダと呼ばれる植物の樹皮を乾燥させたオウバクが、強い苦味と共に胃腸の動きをよくします。ちなみに〝陀羅尼〟とは、古代インドの言語であるサンスクリット語の経文「ダーラニー」に由来するそうです。[9]

私のような薬を生業とする者にとっては、旅先でこうしたご当地薬を見つけるのも、ちょっとした楽しみになっています。

「栄養ドリンクよりも養命酒」?

昔から「酒は百薬の長」と言われてきましたが、最近ではこれを覆す研究が出てきて、酒飲みの肩身はやや狭くなっているようです。話題になったのは、著名な医学雑誌「ランセット」に掲載された2018年の論文で、お酒と健康に関する様々なデータを分析したところ、「お酒は飲まないに越したことはない」と報告したのです。[10]もちろん、お酒の飲み方は人それぞれですし、体との相性もありますから、お酒＝悪、と単純に言えるものではありません。

とはいえ最近は、アルコール濃度の高い「ストロング系チューハイ」というジャンルが出て来て、「酔うために飲む」ようなお酒が増えているようです。長年、薬物依存症の治療にあたってきた精神科の松本俊彦医師は「『違法薬物は怖い、怖い』と言いますが、実は、健康や社会に対する被害という視点に立ってみれば、アルコールが一番、問題のある薬物なのです」とネットメディアで警鐘を鳴らしています。[11]私自身もお酒は仕事以外では全く飲まないたちでしたが、仕事のストレスからか、家での酒量が増えて「ああ、これはまずいな」と危機感を覚えた時期があります。酒好きでもないのに酒量が増えたら、それは心のアラートでしょう。アルコール依存症の治療に詳しい成瀬暢也医師は、アルコール依存症患者の飲酒を「人に癒されず生きにくさを抱えた人の孤独な自己治療」と表しています。[12]この言葉は、アルコール依存者でなくとも当てはまる部分があるのではないでしょうか。

ではお酒は薬にはならないのかといえば、そうではありません。病気を治すのに使うお酒は「薬酒」と呼ばれ、親しまれています。ただし、薬酒は「アルコールの力で治す薬」ではありません。**薬酒は、生薬をお酒に漬け込むことで、薬効成分が効率良く抽出され、生薬の効果を引き出すことができるのが特徴です。**日本の代表的な薬酒といえば、「薬用養命酒」があります。お酒に溶け込んだ14種類の生薬が体を温めることで、冷え性や肉体疲労などの改善効果が期待できるというものです。若者（お酒なので20歳以降）からお年寄りまで幅広く飲むことができ、効き目もマイルドであることから、2020年11月にはツイッター上で「栄養ドリンクよりも養命酒が良い」といった主旨のツイートがバズり、養命酒を買い求めるお客さんが急増したことがありました。

薬酒の文化は日本だけのものではありません。生薬を使った養生の本場である中国には、色々な薬酒が存在し、〝薬酒外来〟を設ける病院まであります。2015年に上海中医药大学附属医院に設置された「酒方门诊」では、毎月300〜400人の利用者がいることを当時のメディアが報じています[13]。

一方、中国の薬酒をめぐっては物騒な事件も起きています。

2018年、中国で売られている有名な市販の薬酒を「毒酒」であるとブログに書いた医師が逮捕されるという事件が起きました。AFP通信は、医師が訴追手続きもないまま3ヶ月間も警察に逮捕・勾留され、中国国内の医学界に怒りが広がっていることを伝え、ニューヨークタイムズではこれが中国当局による行き過ぎた取り締まりだと報じるなど、海外のメディアもこのニュースを取り上げました。[14] 当時、私がこの話題について中国人の友人と話したところ、その友人が問題となった〝毒酒〟を中国から取り寄せてプレゼントしてくれました。飲んでびっくりしましたが、まずアルコール度数が非常に高く、1回15ml飲む薬なのですが私はわずか5mlしか飲めませんでした。風味は良いのですが、これを毎日飲むのは、なかなかのお酒好きでなければ難しいと感じました。

日本の薬酒にはそこまでの度数はありませんが、それでも養命酒は度数が14%と、日本酒やワイン並みですので、用法を守らなくては酔ってしまうでしょう。

「薬用養命酒」の他にも、市販の薬酒には「黄帝酒」「薬用陶陶酒」といった商品があります。黄帝酒は、栄養ドリンクでおなじみの「ユンケル」の製造販売元である佐藤製薬の商品で、アルコール度数は14〜15度あり、10種類の生薬を含みます。陶陶酒本舗の「薬用陶陶酒」は、生薬だけでなくアミノ酸も含んでおり、栄養も一緒に取れるというもので、アルコール度数が12度の「銀印」と29度の「銭形印」があります。銭形印はガツンとくる飲み口なので、酒飲みの方には好まれるでしょう（それでも先述の中国薬酒に比べればマイルドな口当たりでしたが）。

どの薬酒にも共通するのは、しばらく飲み続けるということです。2〜3ヶ月は飲んでみた方がよいでしょう。1週間だけ飲んで効果が実感できないからと諦めてしまうのは、正しい使い方ではありません。

注意点としては、先述のように薬酒は「お酒で治すもの」ではなく、「お酒の力を借りて生薬の効果を強めるもの」です。そのため、市販の漢方薬や病院で処方された漢方薬をお酒で飲むことは、NG中のNGです。薬によっては副作用が強く現れ、危険です。実は、漢方薬の中には「お酒で飲むと良い」と古い漢方薬の書物に書かれたものもあるのですが、これはあくまで例外。市販の漢方薬は「水またはお湯で飲む」と書かれていますので、それに従ってください。漢方薬以外の多くの薬でも、お酒で薬を飲むと副作用が出やすくなる可能性が高くなるので、ダメ、絶対です。

〈栄養ドリンク〉1本2000円だから効果大？

値段が高い栄養ドリンク、安い栄養ドリンク、色々ありますが、値段の差はどこから来るのでしょうか。答えは、生薬の量です。

安い栄養ドリンクは、ビタミン剤を中心に作られています。そこに滋養強壮成分である「冬虫夏草《とうちゅうかそう》エキス」や「鹿茸《ろくじょう》エキス」などの生薬が多く入れば入るほど、値段が上がっていくわけです。

例えば、大正製薬の「リポビタンＤ」（希望小売価格、税込１６１円）はビタミンやタウリン、カフェインなど7種類の栄養・覚醒成分が含まれています。かたや同じ大正製薬の「ゼナ キング活精」（同、税込２２００円）にはビタミン類は少なく、代わりにブラジル原産の滋養強壮生薬【ムイラプアマ】など17種類の生薬が含まれています。

乱暴な言い方にはなってしまいますが、基本的には価格の高い商品の方が、効き目も実感しやすい傾向があるようです。

また、栄養ドリンクは体調に合わせて選ぶことができます。栄養ドリンクのブランドで有名なのは「ゼナ」と「ユンケル」ですが、特に製品の種類が多いのが「ユンケル」です。ブランドサイトに掲載されているアイテム数は、「ゼナ」の4種類に対して、「ユンケル」はなんと27種類もあります（それぞれ医薬部外品含む）。そのうえユンケルは商品名もかなりややこしく、なかには「ユンケルファンティー」と「ユンケルファンティ」という、名前がソックリな商品まであります。ちなみに「ユンケルファンティ（税込3300円）」にはシリーズで唯一、箱にメジャーリーグのマークが印字されているのですが、これは元マリナーズのイチロー選手が飲んでいたから……という話を、佐藤製薬の社員から聞いたことがあります（イチロー選手は最近のインタビューで、オリックスで初めてレギュラーになった年、自己投資のために1本3000円のユンケルを買って毎日飲んだと語っています）。

種類が膨大な「ユンケル」シリーズですが、公式サイトに書かれた選び方は「ゼナ」シリーズよりもわかりやすくて親切です。例えば胃腸が弱っている疲れであれば、胃腸を元気にしてくれる生薬の人参を多く配合した「ユンケル黄帝ゴールド」を、繁忙期のハードワークで疲労が蓄積されている状態なら、抗ストレス作用のある強壮成分エレウテロコックを配合した「ユンケル黄帝ロイヤル」を、といったように、ウェブサイト上で疲労のタイプに合った商品を選ぶことができます。逆に、店頭で自力で選ぶのは至難の業と言えるでしょう。

栄養ドリンクの効果には科学的なデータがあまりなく、お客さんによっても「これが効いた！」という声は様々です。またその理由もイマイチわかりません。私は昔、エゾウコギという成分が多く入った栄養ドリンクを飲んでいたことがあります。これを飲むと朝の目覚めがよくなるような実感があり、頻繁に飲んでいたのです。ある日、「これだけ効果があるのなら、エゾウコギだけを粉末で購入した方がいいのではないか」と思い、エゾウコギの粉末を購入して飲むことにしました。ところが、栄養ドリンクを飲んでいた時のような効果を実感することはなぜかできなかったのです。その理由はわかりませんが、「栄養ドリンクの効き目を検証することはなかなか難しいな」とその時痛感しました。

仕事で気合をいれるために栄養ドリンクを買う人はたくさんいます。一時的な使用であれば、問題はないでしょう。けれども、栄養ドリンクが必要だということは、体が無理をしている証拠かもしれません。また、以前「上司の話が眠すぎるので、会議中にシャキーンとする薬が欲しい」というお客さんがいました。そういう時は、栄養ドリンクよりもカフェインがいいかもしれませんが、カフェインには「継続的な服用はしないでください」と、説明書に明記されています。カフェイン無しでは乗り切れないほど眠い会議が続く職場は、部署の異動を申し出るか、転職した方が〝良い薬〟になるかもしれません。

第6章　「最強の薬箱」作りの罠と注意点

市販薬は究極の「時短」になる

市販薬を買い物カゴいっぱいに詰めて、ドサッとまとめて購入しようとするお客さんがいます。こんなに薬を！　大丈夫⁉　と、こちらが心配してお話を伺うと、「いやいや、体調を崩した時の備えとしてだよ。あはは」という答え。いわゆる「常備薬」として薬を購入するパターンです。市販薬は風邪や頭痛、胃痛といった日常の体調不良だけではなく、口唇《こうしん》ヘルペスや膣カンジダといった、発症頻度は少なくとも症状が出たらすぐに薬で治したい病気にも有効です。

市販薬の魅力は、これまで紹介してきたように、様々な症状に対して自分で自分の健康を〝ある程度〟管理できることです。普段から家に常備薬を用意し、上手に使えば、いざ「いつもの症状」が出た時にいちいち受診しなくて済むだけでなく、ひどくなる前に治すというセルフケアができるので、究極の「時短」とも言えます。

２０２０年以降、新型コロナウイルスの感染拡大で、多くの企業でテレワーク化が加速していることも見逃せません。今までのように「会社帰りにドラッグストアに寄って買う」という機会が減り、不要な外出をせずにすぐ手当をできる常備薬が有効なツールになっています。

では、日頃から安全・効果的に薬を使い、いざという時に役立つ常備薬を用意しておくには、どのようなことに気をつければよいでしょうか。

注目したいのは「添付文書」と呼ばれる薬の説明書です。

物言わぬ専門家「添付文書」

市販薬の箱を開けると、中から1枚の説明書が出てきます。薬の効果や飲み方が書かれた「添付文書」と呼ばれる取り扱い説明書です。

「ああ、あのつまらない説明書ね。ほとんど読んだことないけど」という声が聞こえてきそうですが、読まずにゴミ箱へ直行するのはちょっと待ってください。

添付文書は、ただの説明書ではありません。この紙は安全で効果的に薬を使うための、

〝物言わぬ専門家〟とも言える存在なのです。

薬の法律である「薬機法」では、メーカーは使い方や飲み方などを商品に記すことが義務付けられています。添付文書は一般消費者が自分で適切に薬を使えるよう、用意された説明書。**薬剤師ならば成分を見てわかる「これは●●病の人は飲まないほうがいいな」とか「●●と一緒に飲むことは避けたほうがいいな」といった情報を、一般向けに紹介しているのが添付文書なのです。**

添付文書は、薬を安全に使うための大切な情報源です。その作り方を真剣に研究している人たちもいるほどで、近年は「デザイン心理学的アプローチによる『読ませる医薬品添付文書』の開発」といった研究もありました。[1]

メーカーごとに見比べると、絵や色を使って読みやすくしているもの、親切丁寧な説明を記しているもの……文書1枚といえども、工夫の差があることがわかります（「そんなところにコストを費やす必要はないから、価格を抑えてくれ」というご意見もあるでしょうが）。

しかし、イギリスなどの海外と比較すると、**日本人は添付文書を読む人の割合が少ないとする専門家の指摘もあり、**[2]**これほど重要な情報源にもかかわらず、人々の関心は決**

して高いとは言えません。

添付文書は「※印」を確認する

たしかに、添付文書の文章は紋切り型で無味乾燥です。厚労省の通知によって、文章の表現方法や情報の掲載順序まで事細かに決められているため、メーカーが独自の表現を用いることがとても難しいのです。

しかし、添付文書の構成は実はシンプルで、一見無機質な文字の羅列は主に次の6つの項目から成り立っています。

①してはいけないこと
②相談すること
③効能・効果
④用法・用量
⑤成分
⑥保管及び取扱い上の注意

これらの意味をわかりやすくお伝えするため、私なりに次の［図表5］のように言い換えてみます（①と②が「使用上の注意」としてまとめられており、①の記載がない薬もあります）。

薬剤師の立場から言えば、少なくとも「⑤成分」と「⑥保管及び取扱い上の注意」以外は絶対に目を通していただきたいところです。特に「①してはいけないこと」と「②相談すること」は、安全に使うために不可欠な情報です。市販薬の成分のほとんどは、過去あるいは現在も病院で長年使われているものであるため、副作用の報告が蓄積されています。そうした過去の副作用報告や、薬理学的にわかっている薬の特徴、海外での事故例などを総合的に考慮して、注意が書かれているのがこの項目です。

具体的な例を挙げましょう。2018年2月、一般的には「安全で副作用がない」というイメージがある漢方薬の添付文書に、新しい副作用情報が追加されました。サンシシという成分を含む漢方薬を年単位で長く飲んでいると、非常に稀ではありますが「腸間膜静脈硬化症」という、腸管の血流が悪くなる副作用が表れるというものです。サンシシによるこの副作用は以前から知られていたので、一部の漢方薬には注意事項が記載されていましたが、副作用被害を拡大させないため、厚労省は改めて対象を拡大して添付文書に記載することを各製薬メーカーに求めたのです。その結果、サンシシを含む「防風通聖散」などの漢方薬の添付文書には腸間膜静脈硬化症の副作用情報が追記されるようになりました[3]。

このような添付文書の変更（改訂といいます）は珍しいことではありません。日本一般用医薬品連合会の取りまとめによると、2017年~2020年の4年間で、厚労省の指示による使用上の注意の改訂は5回ありました[4]（ちなみに、医療用医薬品の改訂はこれよりはるかに多くあります）。添付文書の文章に「※印」等を見かけることがありますが（ツムラは米印、第一三共はアスタリスクなど、印はメーカーによって異なります）、これは添付文書の内容に変更があった場合に「ここが変更されました」と伝える目印です。ですから、一度読んだことのある添付文書でも、久しぶりに購入した場合は、添付文書に目を通して目印がないかを確認した方が良いでしょう。

ここから先は、添付文書の各項目について、もう少し深掘りして説明をしていきたいと思います。

使用上の注意

①してはいけないこと

絶対に守らないといけないルールだから必ず読んでね。このルールを守らないと健康被害が出て病院送りになるかもよ。

②相談すること

副作用が出やすい人のタイプを挙げておくから読んでね。当てはまる人は医師、薬剤師、医薬品登録販売者に相談してね。また、副作用の症状も紹介しておくから、これらの症状にピンときたらすぐ相談してね。

③効能・効果

この薬を使っていいのは、ここに書かれた症状に対してのみだよ。記載のない症状に対して使ったらルール違反になるよ。

④用法・用量

この薬の飲み方だよ。これを守らないと効果が弱まって治りにくくなったり、効果が強まって副作用が出やすくなったりするかもよ。

⑤成分

この薬に含まれている薬効成分と添加物を書いておくよ。医師や薬剤師は商品名よりも成分名を記憶しているから、飲んでいる薬の相談をする時には、商品名よりもここに書かれている成分名を伝えた方がいいよ。

⑥保管及び取扱い上の注意

開封後に薬の成分が変質しないように保管してね。あと、子供が誤って手にとって飲まないように、保管場所にも気をつけてね。

図表５　添付文書の６つの項目に記されている内容

薬が効かなくなる危険性、効きすぎる危険性

「①してはいけないこと」は、文字通りしてはいけないことです。妊婦や授乳婦であれば子供に影響を与える可能性が考えられるもの、持病のある人に副作用が出やすいものは、ここに注意事項が書かれています。

例えば、鎮痛薬「ロキソニンS」の添付文書には、胃・十二指腸潰瘍の人は飲んではいけないと書かれています。これはロキソニンSの成分に、胃を直接刺激するだけでなく、胃粘膜保護の働きを持つ体内物質を抑えてしまう作用があることによって、胃が荒れやすくなるためです。私も薬剤師になりたてのころ、薬局で毎日患者さんにロキソニンを渡していると、先輩薬剤師が「ロキソニンをずっと飲み続けて、ある日いきなり血を吐いて（胃潰瘍）救急車で運ばれた患者さんもいるから、本当は怖いんだよ」と教えられ、恐怖におののいた記憶があります。もちろん、そのような事例が多いわけではありません。胃粘膜保護機能が落ちている上に長期服用が多い高齢者はともかく、健康な人であれば短期間の服用で胃に影響が出ることは稀といえます。先輩薬剤師は薬を慎重に扱うことの重要性を教えるため、あえて私に危険性を強調したのだと今では理解しています。このような、慎重な配慮が必要な患者についての記載があるのが「①してはい

けないこと」です。

また、この項目には、他の薬との相性に関する重要情報も書かれています。例えば、花粉症薬「アレグラＦＸ」の添付文書には、制酸剤と一緒に服用しないようにと書かれています。制酸剤とは、胃酸を中和してくれる成分のことで、胃薬にはほとんどこの制酸剤が入っています。アレグラの成分は、制酸剤の水酸化マグネシウムなどとくっついて、吸収量が大幅に下がる（制酸剤によっては最高血中濃度が約40％減少）という海外のデータもあるのです。添付文書をよく読まなければ見過ごしてしまう可能性がありますが、知らずに胃薬と一緒に飲むと、せっかくの効果が損なわれる可能性があります。

こうした飲み合わせの注意のうち、特に食品との相性については、「④用法・用量」の項目に書かれていることもあります。禁煙補助薬のガム「ニコレット」の用法・用量の欄には、コーヒーや炭酸飲料を飲んだ後にはしばらくニコレットを使わないように書かれています。ニコレットの成分であるニコチンは、口の中が弱アルカリ性の状態でよく吸収されるので、コーヒーや炭酸飲料で酸性に傾いてしまうと吸収が悪くなると考えられているためです。

便秘改善薬の「コーラック」には、「制酸剤や牛乳を飲んでから1時間以内の服用は避けてください」と書かれています。「コーラック」は有効成分の【ビサコジル】が大腸まで届いて直接刺激することで便秘に効果を発揮するため、この成分が胃で溶けないように錠剤が特殊コーティングされています。ところが、制酸剤や牛乳などによって胃がアルカリ性に傾いていると、腸に届く前にコーティングが溶けてしまい、効果が弱くなってしまう可能性があるのです。

効かなくなるだけではなく、効きすぎてしまう例もあります。風邪薬の「新ルル－A錠s」の「①してはいけないこと」には、「服用前後は飲酒しないで下さい」と書かれています。「新ルル－A錠s」には眠気を誘う成分が入っているため、お酒によってその眠気が強まるためです。ほとんどの風邪薬には同様の注意事項が書かれています。決して薬としての効果が高くなるわけではなく、「眠気」という副作用の部分だけが強化されるので、飲む人にとっては害悪しかありません。

「排尿困難」の男性に要注意の風邪薬

「①してはいけないこと」が赤信号だとするなら「②相談すること」は黄色信号です。気をつけて渡れば安全ですが、注意を怠ると危険です。

例えば、多くの風邪薬には「②相談すること」の欄に「排尿困難」とあります。排尿困難とは、おしっこが出にくい状態のことで、中年以上の男性は前立腺が肥大することによって尿が出にくくなることがあります。実は、ほとんどの風邪薬には、おしっこを出にくくする成分が含まれています。そのため、風邪薬を飲んで排尿困難が悪化し、強い尿意や痛みがあるのに尿が出ない「尿閉」という辛い状況に陥り救急車で運ばれることがあるのです。

市販薬による尿閉は、医療従事者の間ではよく知られている、注意すべき副作用の一つです。特に、自分で購入して医療従事者に相談せず使うことの多い市販薬では、こうしたことがよく起こるのです。一般消費者を対象にした研究では、50〜69歳の男性に対して風邪薬で前立腺肥大の悪化などを経験したことがあるか尋ねたところ、６％が症状の悪化や排尿困難を経験したと報告されています。[5]こうした副作用の研究は少なく実態を表す正確な数字は明らかではありませんが、添付文書に書かれた黄色信号を知らずに渡り、辛い思いをした人たちが一定数いることは確かです。

尿閉を起こす市販薬はたくさんあります。薬剤師や医薬品登録販売者に相談すれば、排尿困難な症状があっても使える市販薬を教えてもらえます。

医療用と市販で違う「効能・効果」

意外と知られていない事実として、市販薬には「病院と同じ成分なのに、使い方が違う薬」がたくさんあります。

お客さんから時々聞かれるのは、「市販のアレグラは蕁麻疹《じんましん》にも使っていいの？」という質問です。市販薬の「アレグラFX」の効能・効果には、鼻のアレルギー症状の治療薬であることが書かれています。ところが医療用のアレグラは、アレルギー性の皮膚疾患にも使うことが認められており、病院では蕁麻疹の患者さんに処方されることがあります。そのため消費者は「市販薬のアレグラも蕁麻疹に使っていいんじゃないの？」と混乱してしまうのです。これは非常にデリケートな問題なのですが、結論から言えば、市販薬の「アレグラFX」は花粉やハウスダストなどによる鼻のアレルギー症状に使うことがルールであり、蕁麻疹に使うことを国は認めていません。

医師による診断や継続的な治療が必要な病気、また市販薬を使うことで病状が悪化する可能性がある症状に対しては、市販薬での自己治療はできないのです。また、万が一副作用が起きた場合も不利益を被る可能性があります（これは後ほど説明します）。

２０２０年に発売した目薬「ヒアレインＳ」も、病院と市販品で使用条件が異なる薬です。病院薬のヒアレインはドライアイの患者さんによく処方される目薬ですが、市販薬の「ヒアレインＳ」はドライアイの患者さんが使ってはいけないことになっています。これは、「ドライアイは医師の診断のもとで治療を受けるべきである」という、安全性に配慮されたルールになっているからです。

このように、**いつも病院で処方されている薬と市販薬とでは、根本的にルールが異なることがあるので注意が必要です。**

「飲むタイミング」は効き目に影響するか

薬の効果を上げ、副作用のリスクを減らして安全に飲むには「④用法・用量」の項目を守ることです。飲み薬の場合は、飲むタイミングが「食前」「食後」「食間」などに分かれています。日本ＯＴＣ医薬品協会では次のように説明しています。

「食前」・・・食事の30分くらい前（胃の中が空っぽの状態）
「食後」・・・食後30分くらいまで（食事で胃が膨らんでいる状態）

「食間」・・・食後2～3時間（胃の中が空っぽで、しかも次の食事まで1時間くらい時間が空いている）
「寝る前」・・・寝る30分くらい前

一般的には胃への負担を減らしたり、飲み忘れを防ぐために食後服用とする薬がほとんどですが、一部の薬は効果を左右することがあります。例えば、中性脂肪値を下げる「エパデールT」という薬は食後すぐに飲むことになっていますが、これは有効成分の【イコサペント酸エチル】が食事によって分泌される胆汁酸などによって体内への吸収が良くなるためで、空腹時に飲んでも吸収が悪いことが知られています。[6] 他の一例としては、食後に飲む胃腸薬の「セルベール整胃」は、有効成分【テプレノン】が食後の方が空腹時よりも吸収がよいことがわかっています。[7]

また、漢方薬には食前や食間に飲む薬が数多くあります。これには2つの理由があり、1つは漢方薬によく含まれる麻黄《まおう》などの成分は、食事によって胃の中のpHが上がると体内への吸収率が急に増えてしまい、そのため動悸などの副作用が出やすくなるというものです。もう1つとしては、甘草《かんぞう》という成分は腸内細菌によって化学的変化を起こしたあとで吸収されるので、胃が空っぽの方が早く大腸まで届いて吸収されると言われています。[8] つまり、こうした成分を含む漢方薬では、食前や食間の方が安全かつ効果的に飲める（かもしれない）というわけです。漢方薬の成分は腸内細菌によって様々な影響を受けることが知られており、例えば腸内細菌に影響を与えやすい抗生物質と一緒に漢方薬を飲むと、甘草成分の血中濃度が下がったとする報告もあります。[9]

このように、服用のタイミングにはそれぞれ理由がありますが、市販薬に限って言えば、飲むタイミングが「必ず添付文書通りでなければいけない」というケースはほとんどないでしょう（病院の薬はまた別です）。食前に飲む薬についても、もし飲み忘れたならば食後でも基本的には構わないと考えられています。

ライフスタイルの都合で添付文書通りに飲めない方は、購入時に「飲むタイミングは説明書通りでないとダメですか？」と質問すれば、個別に教えてくれるでしょう。

ネット通販で気をつけたい「使用期限」

ところで、一度買った薬はいつまで使えるのでしょうか？　実は薬機法では、厚労省が定めた成分にのみ使用期限の表示が義務付けられており、使用期限の記載のない市販薬もあります。[10] とはいえ、実際はほとんどの薬の外箱に使用期限が明記されています。

薬の使用期限とは、「成分が変質したりせず、品質が保証される期間」のことです。店頭に並ぶ商品の使用期限は2〜3年が多いように思われますが、あまり売れない商品の場合や、仕入先（メーカーや問屋）の都合によっては、2年未満の商品が店頭に並んでいることもあります。店頭であれば自分の目で見て確認ができますが、自分で手にとって確認ができないインターネット通販で買う場合は、「当サイトでは使用期限が＊年以上の商品を発送します」といった期限を明記しているサイトから購入するのが良いでしょう。

では、箱を開封した薬はどのくらいもつのでしょうか。これは商品ごとによるので一概には答えられません。

今までメーカー各社に問い合わせをしてきた私の個人的な経験からいえば、一般的には、例えばビンに入った風邪薬などであれば、湿気などに気をつけて保管することで1年を目安に使うことができます。外箱とは別に、アルミ袋に入っているものもありますが、この袋は品質を保つために必要なもので、袋を開けた後は半年くらいを目安に使うことをお勧めしています。カプセルや錠剤を押し出すＰＴＰ包装と呼ばれるものは、アルミ袋を開けなければ使用期限まで使うことができます。

鼻の穴に入れる点鼻薬の場合は、使った後に噴霧口をティッシュなどで拭き取って清潔にしていれば3ヶ月は問題ないと考えられますが、容器によって、鼻水が逆流しない工夫がされているものとそうでないものがありますので、容器の性能が優れないものは衛生面に配慮してなるべく早く使った方がよいでしょう。

次亜塩素酸ナトリウムの「ピューラックス」は、新型コロナウイルス感染拡大後に需要が高まった強力な対物消毒薬ですが、成分が変化しやすいため、開封前でも使用期限が製造日からわずか1年と非常に短いので注意が必要です。

目薬は開封してから2〜3ヶ月が一般的な期間ですが、「ソフトサンティア」のように開封後の使用期限が10日以内と極端に短い商品もあります。常備しておくと便利なものもらい用目薬は、小分けされた「ロート抗菌目薬i」などの便利な商品があります。「ロート抗菌目薬i」は、箱の中に4つの小袋に分かれて薬が入っています。小袋を開封した後は2週間が使用の目安ですが、開封前であれば外箱に記載された使用期限まで保存することができます。

小分けされた商品は、抗菌目薬の他に、抗アレルギー点眼薬の「アレジフェンス」

（1箱2本入り）などがあります。

大鵬薬品の消費者調査によると、「薬の使用期限を気にしていますか？」という質問に「気にしていない」と回答した人の割合は50％に上り、「塗り薬を使い切ったことがありますか？」との質問に「ない」と回答した割合は35％でした。[11] 使用期限を気にせず、全部使い切る前に期限が切れたり無くしたりする人も少なくないようです。私が調べた胃腸薬、解熱鎮痛剤、風邪薬等の主な市販薬の使用期限は［図表6］の通りです。ここで紹介したのは、日数の目安です。変なにおいがしたり、変色していたり、色が濁っていたりした場合は、期限内でも使用を避けてください。

「医薬品副作用被害救済制度」のルール

添付文書に書かれた使用上のルールは、過去の副作用の報告や、理論上考えられるリスクを考慮して書かれたものです。では、これらを無視して市販薬を使った場合、どうなるのでしょうか。副作用のリスクが高くなるということはもちろんですが、それとは別に、ほとんどの消費者が知らないもう一つ別のリスクがあります。それは、「副作用が起きた場合に、国によるサポートが受けられなくなる可能性がある」ということです。

薬　名	使用期限
第一三共胃腸薬	ビンは開封後1年が目安。細粒は分包を開封しなければ箱に記載された使用期限まで。
ロキソニンS	箱に記載された使用期限まで（他のロキソニンシリーズと異なり、アルミ袋がなくても品質に影響がないことが確認されている）
ロキソニンS プラス・プレミアム	アルミを開封した場合は6ヶ月以内。開封しなければ箱に記載された使用期限まで。
新ルルA ゴールドDX	ビンは開封後1年以内。PTPシート包装はアルミ袋を開封した後は1年以内。開封しなければ箱に記載された使用期限まで。
ナザールαAR0.1%	開封後6ヶ月が目安
大正製薬の薬 （パブロンや リポビタンなど）	ドリンク剤はその場で飲みきるのが原則。 粉薬や顆粒剤などの分包は、切り口を折り返して2日以内。瓶入りの錠剤やシロップは開封後約6ヶ月。
ムヒシリーズ （虫刺され）	クリームも液体も開封後6ヶ月が目安
ムヒソフトGX シリーズ	クリームも乳状液も開封後6ヶ月が目安
ムヒの虫よけ ムシペールシリーズ	ノンガスタイプは開封後6ヶ月が目安。ガスタイプは使用期限まで。
キッズバファリン シリーズ	開封後3ヶ月が目安

図表6　主要な市販薬にみる使用期限の目安
（各社サイトの情報を元に著者作成）

薬は正しく使っていても、副作用を防げないことがあります。そこで日本の医療制度には、市販薬・病院薬を問わず、入院が必要となるほどの重い副作用が生じた場合に、その医療費などを給付してくれる制度があります。これを「医薬品副作用被害救済制度」（以下、救済制度）と言います。

救済制度を受けるにはいくつかの条件があり、そのうちの一条件は「薬を正しく使っていた」ということです。つまり、**添付文書に従わずに勝手な使い方をした場合には、重い副作用の被害にあっても救済制度の対象とならない可能性があるのです。**

これほど重要なことにもかかわらず、救済制度の存在は世間に知られていません。PMDA（医薬品医療機器総合機構）が実施した2019年の調査では、医療関係者の認知率は医師が91・9％、薬剤師が96・6％と高かったものの、医療関係者以外の市民の認知率はわずか30％（「知っている」9・4％、「聞いたことがある」20・8％）でした。本来は受益者である消費者こそ知っておくべき制度ですが、医療関係者の認知率との差は非常に大きいことがわかります。[12]

市販薬による副作用被害の救済事例は、PMDAのサイトで公表されています。**2019年度の決定件数を見ると、病院薬と市販薬を合わせて約1300件、うち市販薬が**

関与したのは約40件で、おおよそ毎月3〜4件は処理されている計算になります。一例として、次のような副作用被害のケースで給付されています。

・40代女性 胃腸薬（漢方）の服用による薬物性肝障害 医療費と医療手当が給付
・40代女性 鎮痛薬・便秘薬の服用による間質性腎炎 医療費と医療手当が給付
・60代女性 漢方薬（肥満症）の服用による薬物性肝障害 医療費と医療手当が給付
・30代男性 解熱鎮痛薬の服用による蕁麻疹型薬疹 医療費と医療手当が給付
・10代女性 風邪薬の服用によるスティーブンス・ジョンソン症候群 医療費と医療手当が給付

また、60代男性で「ロキソニンS」により小腸出血の副作用が出ましたが、使用方法が適正とは認められないとの理由で不支給というケースもありました。

風邪薬や胃腸薬でも、入院が必要なほどの重い副作用が起きることがあります。イザという時のために、添付文書のルールは守った方が良いのです。

災害時に需要度が高い市販薬一覧

「究極の時短」である市販薬は、地震などの災害時にも活用できます。自宅に薬箱があるだけで、心強さがまるで違うでしょう。いざ震災が起きたら入手しにくくなる薬や、避難所などで必要となる薬も、常備薬として持っておくと良いかもしれません。

これは私が2011年の東日本大震災時に、被災地で微力ながら救援のお手伝いをさせていただいた時のことを振り返って感じることでもあります。全国から集まった医師たちと避難所をまわり、お薬をお渡しする中で、時期的にも花粉症に悩まされる被災者が多かったことや、肩こりや腰痛などを訴える高齢者には葛根湯が多く渡されたことを記憶しています。

避難所の集団生活では、他人のくしゃみにさえ互いに敏感になります。避難所で苦しい生活を強いられる上、花粉症にも悩まされるのはさぞ大変だろうと胸が痛みました。また、葛根湯は、被災者の方々が普段飲んでいる薬や持病といった医療従事者側が知りたい情報が得られにくい中で、「無難に使える薬」としてみるみる在庫が減っていきました。実際は、葛根湯にも交感神経を刺激する成分【エフェドリン】などが入っており、高齢者に使うことが正しいとは言い切れませんが、患者情報も物資も限られた状況では最大限の対応だったと思います。

国内では、東日本大震災、阪神・淡路大震災（1995年）などの大地震の教訓から、災害時に必要な医療体制や医薬品供給の研究が進められてきました。

過去の大規模災害で被災地支援を行なった医療従事者らによって、被災地で必要だった薬として「胃腸薬」や「下痢止め」、「口内炎薬」などが報告されており、避難生活からくるストレスや栄養不足でお腹を壊したり、体調を崩したりする人が少なくないことがわかっています。厚労省の資料等をもとに災害時の医薬品供給についてまとめた報告書を参考に、被災後に避難所で需要が高いとされる薬のうち、市販薬で用意できるものをいくつか紹介します[13]（［図表7］）。

これら全てを揃えて準備することは難しいでしょうが、イザという時の備えの参考にはなるでしょう。また、災害時に活用できる市販薬を研究した別の報告では、災害用薬を選ぶポイントとして、「服用時に多くの水を必要としない（水なしで飲める）」「かさばらない」「包装が小さい」などがあります[14]。

災害時の備えといっても、地震の規模や居住環境、本人の体質によって選ぶべき薬は異なり、「これが正解」というものはありません。薬局やドラッグストアで災害時の常

発生初期（3日）	消毒薬や抗生物質（化膿止め） 鎮痛剤 ガーゼなどの衛生品
発生3日以降	咳止め、去痰剤（特に冬期に需要高） 下痢止め、整腸剤（体力の低下） 便秘薬（水分不足） 口内炎薬（栄養不足） 胃腸薬（ストレス） 風邪薬（体力の低下） ビタミン剤（体力の低下） 目薬（ホコリ、粉塵等） 絆創膏 マスク

図表7　被災後に避難所で需要が高いと考えられる市販薬
（文献13を元に著者作成）

備薬選びを相談するときは、まず**自分が必要になりそうな薬のカテゴリー（便秘になりやすければ便秘薬、下痢になりやすければ下痢止めなど）を伝えた上で、水なしで飲めるタイプや、かさばらないもの、安全に使えるものを選んでもらうのも一手です。**

また、常備薬と合わせて重要なのが「お薬手帳」です。お薬手帳とは、病院で処方された薬などを記録する、自分だけの健康手帳のことです。東日本大震災では、お薬手帳が活躍した事例が数多く報告されています。いつも飲んでいる薬や健康状態が記録されているお薬手帳があれば、救援に駆けつけた医療従事者も的確な薬を支給することができるのです。日本薬剤師会は東日本大震災の1年後に、被災地でお薬手帳が役立った事例を医師や薬剤師から収集し、紹介しています。そこには、「薬の銘柄変更や成分変更の経過を医師・薬剤師が確認することができ、患者さんに最適の薬を選択し投与できたと思う」など、薬の供給に非常に役立ったという医療従事者側の声が寄せられています。普段通院している人は、常備薬だけでなくお薬手帳も用意しておくとよいでしょう[15]。

「長期連用」でいつのまにか乱用者に

このように、重要な情報が満載の添付文書ですが、残念ながらそこに書かれた市販薬のルールが守られていない事例はたくさんあります。多くの市販薬の添付文書には「長期連用しないでください」と書かれていることをご存知でしょうか？　ところが実際には、自己判断で長期連用している人たちがたくさんいます。

「そうはいっても、市販薬は病院の薬とは違って、効果の弱い安全な薬なんでしょう?」と考えている方がいますが、これは大間違いです。

かつてこんな経験をしたことがあります。ある日のこと、私の店に一本の電話が鳴りました。受話器を取り店名を名乗ると、受話器の向こうから「あの、お願いがあるのですが」と年配の女性のか細い声が聞こえます。女性は言いました。

「私の家族がそちらで薬を頻繁に購入しているようなんです。それで心配になって……」

女性の話によると、もともと精神科に通院歴のある家族の一人が、最近になって特定の咳止め薬を頻繁に購入しており、その購入先の一つに私の店があるというのでした。

「やってしまった!!」

私は心の中で思わず大声で叫びました。その薬には【ジヒドロコデイン】という咳止め成分が使われていました。【ジヒドロコデイン】は通常の使用であれば安全に使える一方で、依存性があることが知られており、厚労省でも「購入は1人1点」などの販売規制を敷いている指定成分です。当然、店では1人1点までの購入とし、それでも頻繁に購入する方にはその場で販売をお断りする体制を取っていましたが、結果として十分に機能していなかったのでしょう。私は電話の女性に深くお詫びをし、事情等をお聞きした上で、その後はそのご家族に販売しない対策を講じました。

市販薬で依存症が起きることは、医療関係者の間ではよく知られた事実です。私自身も今まで老若男女問わず、様々な市販薬の乱用者を見てきました。薬の販売を断ると黙って去る人、「頻繁には買っていない」と偽る人、食い下がって買おうとする人、怒り出す人、こちらの身の危険を感じたこともあります（なお、ランヨウには「濫用」という表記もありますが、本書ではわかりやすく「乱用」で統一します）。

今の日本では、こうした依存・乱用はあくまで現場努力によって解決すべき問題であるというのが国の姿勢であり、また世間では「市販薬は安全で危険性のないもの」という認識がほとんどであるため、市販薬の依存者や不適切な使用者はまるでこの世に存在しないか、ごく一部の人間の問題だとされています。

市販薬に依存してしまうのは、どのような人たちなのでしょうか。ともすれば、いきなり暴れだすような凶悪な人物像を想像するかもしれませんが、実態は全く異なります。2019年の厚労省の研究班による調査では、他の薬物依存者と比較した市販薬依存者の特徴の一つは「高学歴・非犯罪傾向」であり、これは他の先行研究とも一致すると報告されています。[16] また、ここ数年で深刻な問題になっているのは、若者の乱用であり、依存症の専門家の間では、いまや危険ドラッグ（脱法ドラッグ）よりも市販薬のほうが問題視されるようになっているほどです。

2019年には、警察関係者の話として、都内で咳止めシロップを買い占めて、別の瓶に詰め替えて麻薬ドリンクとして転売した高校生が補導されているというニュースもありました。[17] 事件の真偽はわかりませんが、そのようなことがあってもおかしくないと感じる事例です。

なぜ人は依存症になるのでしょうか。「不適切な使用をするのは、快楽を求める一部の人間だけだ」というのはよくある誤りです。依存症治療に長年携わり、数々の調査研究を発表してきた松本俊彦医師は、子供の薬物乱用をテーマにした講演で次のように語っています。[18]

「ポイントは次の二点である。一つは、人を依存症にするのは『快感』ではなく、『苦痛の緩和』であること、そしてもう一つは、物質依存症者はそれぞれが抱えている『生きづらさ』を解決するのに役立つ物質を選択している」

これを読んでも「依存症は他人事。自分や家族には関係ない」と誰もが言い切れるでしょうか？

危険性が認知されにくいカフェイン

眠気覚ましの「カフェイン薬」も長期使用者の多い薬です。風邪薬や頭痛薬などに含まれる【カフェイン】は少量ですが、眠気覚ましに特化した「眠気除去薬」はカフェインを多く含みます。最近では、**カフェインを含んだエナジードリンクを摂取したことで死亡する事故も国内で起きています。**[19] 厚労省によると、カフェインによる体への影響は個人差が大きいため、日本だけでなく国際的にも明確な安全基準がないようですが、例えばカナダでは、体に悪影響のない1日の摂取量を400㎎としているそうです。[20] 日本の市販薬の中には、1日で500㎎摂取できるものがありますので、これに加えてエナジードリンクやコーヒーなどを飲めば、カナダの基準よりもはるかに多くのカフェインを摂取してしまうことになります。また、カフェインは習慣化しやすいので、本人も無意識のうちに1日あたりのカフェイン摂取量が増えていく傾向にあります。

そんな中、日本ではカフェインたっぷりのエナジードリンクが増えており、これが社会問題になりつつあります。2017年にNHKが放送した「急増! カフェイン中毒相次ぐ救急搬送 いま何が」では、カフェインが手放せなくなっている若者たちの声が紹介されました。この年はカフェインの安全性についての問題が社会的に注目を集め、日本OTC医薬品協会も販売者と利用者に対し、カフェイン含有薬は添付文書をよく読

む と共に、特に「用法・用量を厳守すること」「コーヒーやお茶等のカフェインを含有する飲料と同時に服用しないこと」を呼びかけました。

とはいえ、こうした啓発は一過的なものであり、カフェインの危険性は未だ十分に周知されているとは言い難いでしょう。おそらくもっとも大きな問題は、市販のカフェイン薬が「第三類医薬品」という、比較的副作用のリスクが少ない扱いになっていることです。市販薬の現場では、カフェイン薬の常習者に話しかけると「これは『第三類医薬品』という安全な部類の薬だから大丈夫なんだよ」と言い、「自由に飲んで何が悪いの」と言わんばかりにこちらがお叱りを受けることがあります。しかし、**カフェイン薬は必ず添付文書に「長期連用はしないでください」と書かれています。このような矛盾を抱えたカフェイン製剤が「第三類」になっているのは、制度上のバグとしか思えないのですが、リスク区分が消費者に安心感を与えてしまっているのです。**[21]

風邪薬なしでは生活できない〝金パブ〟依存

〝金パブ〟という言葉をご存知でしょうか。「パブロンゴールドA」という風邪薬のことで、これを飲むと覚醒効果があり、元気になると言われています。そのため、風邪でもないのにこの薬を飲もうとする人がいます。

「パブロンゴールドA」の中には、交感神経を刺激し興奮状態に傾かせる【メチルエフェドリン】という成分や、先述の咳止め成分【ジヒドロコデイン】が入っています。どちらも通常の使用量を守れば安全な成分なのですが、これを「見せかけの元気を得るため」に使い続ける事例があるのです。これらの薬が入っているのは「パブロンゴールドA」だけではありません。むしろ、ほとんどの市販の風邪薬に入っています。ですから、あまり知られていませんが、実は金パブに限らず、特定の風邪薬を買い込み、自宅にストックさせておく人たちがたくさんいるのです。

日本国内の頭痛薬や風邪薬には、中枢神経を刺激する成分（アッパー系）と、中枢神経を抑える成分（ダウナー系）が混在する商品が数多くあり、これが相互に薬理効果を増強し、より強力な依存性を生むと考えられています。[22] 医師が市販薬の成分を把握するためのガイドブック「クスリ早見帖」を作成している平憲二医師によると、市販の風邪薬1製品中の成分の中央値は8成分であり、これは医療用の総合感冒薬と比較すると、非常に多いことがわかります。[23] 多成分になっているのは、ダウナー系とアッパー系を混在させているからです。

市販薬のこうしたダークサイドの話は表に出てきません。なぜなら、これを知った人が「それなら自分も試してみよう」と悪用するかもしれないため、不用意な情報発信は憚《はばか》られるからです。しかしその結果、「そこに確かに存在する問題」があたかも存在しないかのように放置されているのも、また事実なのです。

頭痛薬で頭痛が起きる無限ループ

市販薬の危うさは、これらの成分だけではありません。市販薬の中でも健康を害する乱用が目立つのが、頭痛薬です。市販の痛み止めであれば、1ヶ月に多くても数回飲む程度が、多くの消費者の使い方でしょう。ところが、世の中には痛み止めを毎日、しかも何ヶ月にも渡って飲み続ける人たちがいます。異常ともいえる大量の頭痛薬を買おうとする人たちを、私はたくさん見てきました。なぜ彼らは、頭痛薬を飲み続けるのでしょうか。

薬学的な理由の一つは、「薬が引き金となって起きる頭痛」です。頭痛には「偏頭痛」や「緊張性頭痛」など、色々な種類がありますが、その中には「薬剤の使用過多による頭痛（薬物乱用頭痛）」という、薬の使いすぎが原因で引き起こされる頭痛が存在するのです。薬物乱用頭痛では、もともと頭痛のある人が頭痛薬を頻繁に飲むことで頭痛が悪化し、その痛みを抑えるためにさらに頭痛薬を飲むという、恐ろしい無限ループに入ることがあります。

世界中の頭痛の専門家が集まって作成する「国際頭痛分類」（ＩＣＨＤ－３）では、「３ヵ月を超えて頭痛が１ヵ月につき15日以上存在する人々の半分以上は『薬剤の使用過多による頭痛』である」としており、これが日本だけでなく世界的に見られる現象であることがわかります。**薬剤師は、頻繁に頭痛薬を買い続ける人には頭痛の状況などを確認することがありますが、「余計なお世話だ」と煙たがる人も多くいます。本人も好きで飲み続けているわけではないでしょうから、こちらとしてもなんとかしたいという気持ちはあるのですが、市販の鎮痛薬は誰でも気軽に購入できてしまう制度になっていることもあり、一筋縄では解決できない問題です。**

驚くことに、薬を扱い慣れている油断から、看護師や薬剤師の中にも頭痛薬を乱用する人は多いとする話もあります[24]。私の知人の薬剤師にも、市販の頭痛薬を無意識のうちに使いすぎてしまった人がいます。「自分でも気づかないうちに服用回数が増えていた。飲み過ぎの自覚は全くなかった。市販薬は本当に怖い。薬剤師である自分が乱用に陥るなんて……」と、その薬剤師は自身の体験を私に話していました。私もこの話を聞いてからは、ストレスなどで頭痛薬を使う頻度が月10回を超えたら、自分の体の黄色信号だと捉え、薬に頼らずに生活習慣や仕事環境を変えることをマイルールにしています（体質は人それぞれですから、あくまで私のルールです）。

「治すつもりがむしろマイナス効果」になるのは、頭痛薬だけではありません。例えば第3章でも取り上げた鼻炎用の点鼻薬のうち、「血管収縮剤」が入っているものもその一つです。非ステロイドの点鼻スプレーの多くは、血管を収縮させることで鼻づまりを抑える効果のある【ナファゾリン】などの成分を含んでおり、比較的安価で、即効性もあり、効き目も良いので、点鼻薬が手放せない人もいます。しかし、実はこの成分は、使い続けることで次第に効く時間が短くなり、使用頻度が増え、そして血管がむくみやすくなり、むしろ鼻づまりが悪化することが知られているのです。

「鼻アレルギー診療ガイドライン」（日本耳鼻咽喉科免疫アレルギー感染症学会）では、**この成分は本来10日間ほどに限定して使うべきものであるにもかかわらず、市販薬で購入して継続使用しようとする患者がいる問題を指摘**し、血管収縮剤による悪化の無限ループに陥った際の治療法にも言及しています。正しく使えば非常に使い勝手の良い薬です。そして、添付文書には「長期連用しないでください」とも書かれています。しかし、そうした警告を無視して使い続け、〝血管収縮のトリコ〟になってしまっている人がたくさんいるのです。

「本当は危険な市販薬」話の危険性

ここまで、市販薬の危険性について多くのことを書いてきました。咳止めや頭痛薬などは一部にすぎず、他にも乱用されている市販薬はあります。こうした〝本当はキケンな薬の話〟はメディアウケの良い情報です。ネットなどでバズるように紹介しようと思えば、いくらでもおどろおどろしく、悲惨に書くことができます。ところが、そうした情報が新たな問題を招く事があります。

一面的な情報を得た消費者は、「お前のところは、そんな危ない薬を売ってるのか!」と店頭で怒り出したり、「市販薬は危険なものばかりだから使わないほうがいい」と吹聴したりすることがあるのです(私自身も店頭で言われたことがあります)。本来、薬というものは「安全か危険か」の白黒で分けられるものではなく、毒にも薬にもなるからこそ、安全に使っていただくために薬剤師や医薬品登録販売者が伴走者として存在します。ところが、メディアや口コミでは、そうした背景を軽視して「市販薬のアブナイ真実」というような一面だけが強調されることが珍しくありません。そして、そんな情報を見た消費者は「自分だけは〝隠された真実〟に気づいた」と思ってしまう……。これも市販薬の分野でありがちな罠の一つです。

「最強の薬箱」の第一歩は

添付文書を読めば重要情報は得られますが、消費者向けの「浅く広い理解」を目的とした添付文書には、二つの大きな弱点があります。

一つ目は、文章表現があいまいで、分かりにくいことです。例えば「長期連用しないでください」と書かれている薬はたくさんありますが、「長期連用」の具体的な期間は書かれていないということは多々あります。なぜなら、「長期」の長さはその薬の性質や目的、使用者の健康状態によって変わるからです。日本ＯＴＣ医薬品協会では、目安の一つとして以下の期間をウェブサイトに表示しています。

睡眠改善薬　２～３日

鼻炎用内服薬　1週間くらい
外用鎮痛・消炎薬　1ヶ月くらい

風邪薬や解熱鎮痛薬については同協会のサイトで明確には言及されていませんが、基本的には「数日から1週間」というのが多くの薬剤師の考え方だと思われます。もちろん、個々の薬の性質や薬剤師によって判断の異なることはありますが、「長期連用しないでください」と書かれた市販薬を何ヶ月間も飲んで良いと判断することは、滅多にないでしょう。

添付文書のもう一つの弱点は、最新の情報は反映されていないことです。薬の世界は日進月歩で、新しい研究が世界中から発表されています。それらの情報を添付文書にすべて盛り込むことは到底不可能ですし、不確定な情報を盛り込んでも消費者は不安になるだけです。しかし、薬剤師ならば情報を収集し、添付文書よりも早く消費者に情報提供することもできます。例えば、本章に何度も登場した咳止め成分【ジヒドロコデイン】はかつて子供用の薬にも使われていましたが、これには薬剤師から（そして医師からも）、「小児の風邪薬に使うべき成分ではないのではないか」という声が以前からありました。それが2017年になってようやく、医療用と市販薬の両方で、12歳未満の小児には使わないというルール変更が厚労省から発表されました。

現在販売されている市販薬にも、「これは不適切ではないのか」という懸念の声があり将来的に禁止される可能性のある成分があります。そのような成分は、現時点では厚労省が安全と認めており、「絶対ダメ」というほどの危険性は認められていませんが、消費者側から薬剤師に聞いていただければ、情報提供することもできます。

添付文書は大切です。でも、添付文書からはわからないことも、薬剤師たちは答えることができます（実際、薬剤師の視点からすると「この記述はないわ〜」と感じてしまう箇所もたくさんあります）。特に、「その症状は市販薬で対処できるのか、それとも受診すべきかどうか」という肝心なことを、添付文書では判断できません。薬剤師と話したことで、病院を受診し、患者本人が想像しなかったような病気が見つかった例もあります（第8章参照）。**常備薬とともに、普段から〝信頼できる薬剤師〟を見つけて相談できるようにしておくことが、「最強の薬箱」の作り方だと私は思っています。**

第7章　インフォデミックとコロナ禍

アイドルで市販薬を選んでもいい？

２０２０年末に惜しまれながらも活動休止となった「嵐」という人気アイドルグループがいます。２０１９年にリリースしたベストアルバムがその年の〝世界で最も多く売れた作品〟としてギネス世界記録に認定されたこのトップグループには、ある共通点がありました。それは「メンバー５人全員が市販薬のコマーシャルに出演していた」ということです。

相葉雅紀　虫刺され薬「ムヒ」シリーズ　池田模範堂
大野智　花粉症薬「アレグラＦＸ」　久光製薬
二宮和也　貼り薬「サロンパス」シリーズ　久光製薬

松本潤　風邪薬「ルルアタック」シリーズ　第一三共ヘルスケア
櫻井翔　花粉症薬「クラリチンEX」　大正製薬
（起用順）

市販薬の宣伝に登場するアイドルは嵐だけではありません。最近では、ももいろクローバーZが「太田胃散」の宣伝キャラクターに選ばれたり、King & Prince の永瀬廉さんが保湿薬「ヒルマイルド」のCMに出演したりしています。アイドル以外にも、石原さとみさんの「ヒアレインS」、広瀬すずさんの「コンタック」、お笑い芸人のサバンナ・高橋茂雄さんの「ストッパ下痢止めEX」のCMも記憶に新しいところです。

このように、市販薬の広告にはしばしば人気芸能人や役者が起用されます。

第3章を思い出していただくと、聞いたことのある薬がたくさんあったことと思います。それらは皆さんにとって、「テレビCMでおなじみの薬」だったのではないでしょうか。医師が選ぶ処方薬ではなく、消費者が自ら手に取る市販薬の知名度は、テレビCMなどの宣伝にかかっているといっても過言ではありません。「目立ってこそ」ですから、CMでは人気アイドルが活躍していますし、ドラッグストアの薬売り場では、キラキラと彩られたパッケージの薬がお客さんの目を引くように並べられています。

そんな当たり前の日常。いや、これは本当に当たり前なのでしょうか。

少なくとも普段、仕事で薬を扱う医師や薬剤師は、違和感を抱いてもおかしくないはずです。なぜなら、薬のキラキラ広告は、医療従事者にとっての〝薬の常識〟とは大きくかけ離れているからです。

これは、市販薬と病院の処方薬を見比べるとわかります。処方薬に芸能人を起用した宣伝はありませんし、処方薬の箱はどれも白色が基調のシンプルな色づかいです。薬とは、薬効や副作用を考えた上で、症状に合わせて選ぶもの。見た目やイメージはむしろ邪魔です。仮に、医師が好きな芸能人やデザインの良さに影響されて処方薬を選べば大問題になります。患者にとっても、喜ばしいことではないでしょう。

「市販薬は自己責任で選ぶものだから、キラキラ広告があっても問題ない」。そんな意見もあるでしょう。確かに、市販薬の広告に芸能人が起用されること自体は問題ありません。でも、「好きなアイドルだからこの薬を買おう」と考える人がいたら？　それは正しい薬の使い方と言えるでしょうか。

消費者がチェックしづらい市販薬情報

「情報の非対称性」という言葉があります。これは情報を与える側と受ける側の知識の差が大きい場合に生じる、不均等な状況のことを指します。専門性が高い医学・薬学の分野では、この「情報の非対称性」がしばしば問題になります。

その一例が、広告です。病院で処方される医療用医薬品は、一般消費者（患者）を対象にしてはいけないルールがあるため、[1]「予防効果が驚異の95％！　期待のワクチンが3月発売！　絶賛予約受付中！」といったゲームソフトのような宣伝はしません。メーカーが新薬を売る時は、製品の特徴を記した資料を作って医師や薬剤師に提供したり、医師や薬剤師向けの専門誌に広告を掲載したりします。この時、実際の患者に投与した際の効果や副作用などのデータが提供されるので、メーカーは医師や薬剤師から「このデータは妥当性が低いんじゃないの？」などのツッコミを受けることもあります。あくまで科学的なデータがあってこそであり、製品の良し悪しの議論がしやすいと言えます。

では、市販薬はどうでしょうか。市販薬は消費者向けに宣伝するため、わかりやすくキャッチーな表現が多用されます。科学的なデータは小難しく消費者の心に刺さらないので、大抵省略されます。**処方薬のように、専門家の目で評価されることはありません。**

そのため、消費者は広告を見ても、そのおかしさに気づくことはかなり難しい。これが市販薬広告の厄介な部分です。

一般消費者向けの広告が、医療従事者側からの指摘で変更された事例を紹介しましょう。２０１８年、日本臨床皮膚科医会と日本皮膚科学会が、市販薬の【ヨクイニン】製品の宣伝が不適切だとして大手販売会社に是正を求め、写真の削除や修正が行われていたと全国紙等が報じました。

ヨクイニンはイボに効くとされており、病院でも処方されることがあります。ただ、イボにはいろいろな種類があり、ヨクイニンが効くのは、ウイルス性のイボだとされています。ところが広告では、あたかもウイルス性だけでなく、加齢に伴うイボにも効くかのような宣伝をしていたというのです。市販薬の広告が専門知識を持たない消費者をターゲットにしている以上、こうした医療従事者からの意見がなければ詳しい科学的知識を得ることはできません。

誤解を招く売り出し方――〝早く治す〟〝新商品風〟

市販薬の広告は、社会の盲点です。批判されることはほとんどないけれど、問題がないというわけではない。実際には薬剤師同士で話していると、「あの宣伝文句はちょっとおかしい気がするね」と話題になるものがあります。

例えば、風邪薬の中には「早く飲んで治そう」というニュアンスの謳い文句をしばしば見かけます。ところがこれについては、早く飲んだ方が早く治るということを示す確かな科学的根拠はありません。風邪は自然回復するものであり、睡眠と栄養は大切ですが、解熱鎮痛薬などが風邪の治癒を早めるというのは、少なくとも医療の常識とはかけ離れた見方です（私個人は、風邪の初期に風邪薬を飲むことは否定しません）。

名前もパッケージも新しいけれども、有効成分は今までと同じという薬もあります。そうした薬は、成分は変わらないのに、価格は新商品並みに高いのです。そのため「市場で値崩れした商品は、パッケージと名前を変えて、価格を元どおりにして目新しく売り出すのが市販薬の常套手段」と批判する薬剤師もいます。もちろん全ての新商品がそうであるわけではありませんし、企業努力によって細かい改良がされている場合がほとんどだとは思いますが、市販薬ではこうした〝新商品風の商品〟をよく見かけます。

〝匂わせ〟なキャッチコピーもあります。例えば目薬に使われる「眼科用薬」という言葉。まるで病院で使われる薬のような響きですが、そんなことはありません。むしろ病院では処方されない成分が入ったものが、市販薬では「眼科用薬」というキャッチコピーで販売されています。目薬メーカーに、「『眼科用薬』という表記はどのような商品に使われるのか」と質問をしたことがありますが、「特にルールはありません」という回答でこれも驚いたことがあります。目に入れる薬であることを示すための表記だとは思いますが、シンプルに「目薬」と記された商品もある中で、「眼科用薬」という大層な表現は非常に紛らわしいと言えます。

たかが広告、されど広告。大半の消費者は、箱やブランドを頼って市販薬を選んでいるかもしれません。慶應義塾大学薬学部の2015年の論文によると、店頭で風邪薬を購入した消費者のうち、選び方として「自分自身で店頭にて選択」した人は53%で多数を占め、彼らのうち最も重視した情報源は「箱のキャッチコピー等」が47%と最も多く、それに「値段」が25%と続く一方で、「含有成分」で選ぶ人は7%でした。[2]

面白いことに、この研究では、調査対象者を「購入時に薬剤師らに相談する」群と、「テレビCMを参考に購入する」群に分けて、それぞれの風邪薬の知識・理解度を調べています。その結果は、「テレビCM群」は「薬剤師らに相談する群」よりも、風邪薬に対する誤った認識（「風邪薬が風邪の原因を治す」等）が多いというものでした。「相談する群」は元々健康情報への関心が高い可能性があるので、この研究だけでは「テレビCMが誤った知識を与える」とは言えないものの、消費者の購入スタイルと知識には関連があることを示唆しています。

「市販薬は安全なんだから、テレビCMで選んで何が悪いの？」――ひょっとしたらそんなご意見もあるかもしれません。第6章で紹介した通り、実際には市販薬でも重篤な健康被害は起こりうるわけですが、それでも国が認可する市販薬は処方薬と比べればずっと安全です。薬の安全性が高いことは良いことです。ところが、それが「どれを買ってもいい」になり、やがて「深く考えなくてもいい」になり、ついには「知識ゼロでもいい」というムードになってはいないでしょうか。「消費者が安心して買える」ための市販薬の制度が、いつのまにか「市販薬については無知でも生活していける」という状況を生んでいることに、私は疑問を感じます。

そのツケの取り立ては、ある日突然やってきました。2020年、新型コロナウイルスが登場して、日本の市販薬は2つの失敗に直面したのです。

私が実際に体験したことを紹介します。

コロナ禍の失敗――消毒薬をめぐる混乱

1つ目は、消毒薬選びの失敗です。

新型コロナウイルスの感染拡大が始まって以来、深刻な状態になったのが、感染予防商品の品不足でした。特にアルコール消毒薬をめぐっては、大きな混乱が生じました。

アルコール消毒液と一口に言っても、様々な製品があります。感染防止のためのアルコール消毒の場合、一般的には一定濃度以上の【エタノール】を指します。ところが、消費者の理解はそうではありません。消毒薬が品不足になった2020年2月、エタノールとは異なる燃料用の【メタノール】を誤って消費者が購入している可能性をNHKが報じ、注意を呼びかけました。私も「アルコール消毒が大事というけど、アルコールってなに?」とお客さんから聞かれて、エタノールを選んでください、とお答えしたことがありました。

そして、もう一つ大切なのが、エタノールの濃度です。今となっては多くの方が知るところではありますが、手指消毒に使うエタノールの濃度は「80%前後」の商品が理想的であり、濃度が低すぎると消毒効果が薄れるため、CDC（アメリカ疾病予防管理センター）でも「60%以上」の濃度を推奨していました。

ところが、感染拡大初期においては、エタノール濃度が表記されていない商品を黙って購入してしまう消費者が多くいました。市中に出回る数多くの消毒商品の中には、メーカーに確認したところエタノールが「30％程度」しか入っていないものや、濃度「71％」と記載していながら実際には「5～30％」だったという表記の虚偽が発覚して回収された商品もありました。**店頭で消毒薬を手にしたお客さんから、「これはアルコール何％なの？」という質問が出るようになったのは、消毒薬の購入ラッシュが始まってからだいぶ後です。**要するに、**多くの消費者は、消毒薬の選び方についての知識がないまま、消毒効果が期待できないかもしれない商品を購入していったということです。**

「どんな消毒薬がいいんですか？」「この商品のエタノール濃度は効果が十分ですか？」と聞けば、ほとんどの薬剤師は教えてくれたことでしょう。しかし、実際にそのような質問をした消費者は、私の周りでは一握りでした。

「黙って販売する店員はひどいじゃないか」という見方もあるでしょう。その通りですが、会社が仕入れた商品を、お客さんから聞かれもしないのに自ら「これは効きませんよ！」と言う現場社員はごく稀でしょう。本来であれば、消費者が知識を持たなくても安心して購入できる商品だけを仕入れるのが仕入れ担当の仕事ですが、彼ら自身にも商品知識が不足していたり、あるいは上層部からの数字を求められる圧力が過度だったりすると、売り場におかしな商品が並ぶこともあるのが現実なのです。現場の販売員は「なんでこんなものを売り場に送りつけてくるんだ、まったく」とボヤくことになります。

このような状況で、消費者の「商品について何を聞けばいいのかわからない」は、ノーガードで打ち合うような危険な戦法です。質問ができないということは、情報に対して完全な受け身であり、情報を確かめることも難しくなります。それは、供給サイド（メーカーやメディア）の宣伝や煽《あお》り記事に右往左往されやすくなるということです。

2つ目の失敗は、より必要度の高い患者に降りかかる「パニックのしわ寄せ」です。私の身近では、2020年2月には、医療機関の方が在庫不足になったエタノール消毒薬をドラッグストアまで買いに来たり、患者さんのご家族が介護などで使用する消毒綿がなくなって「妻に使う消毒薬がないんです！」と必死に購入を訴えてきたりすることがありました。より必要性の高い人たちに、消毒薬が行き渡らなくなるという事態が起きたのです。また、毎日新聞が同年4月に報じたところでは、「エタノールを薄めるのには精製水を使う（精製水でなければいけない）」とする不正確な情報が流れたため、精製水が品薄になり、人工呼吸器で精製水が必要な患者さんが入手できず困るという事例も発生しました。

新型コロナウイルスの特徴が不明で予防策が確立されていなかった2〜3月の頃は、誰もが市販の消毒薬を買うことに必死でした。それは消費者心理として十分理解できるものです。しかし、果たして全ての生活者に消毒薬が必要だったのでしょうか？　国や医療従事者が一貫して訴えていたのは、「手洗い」でした。米国ＣＤＣは２０２１年４月、日常生活における自宅での消毒薬の使用は、感染防止上不要であるとガイダンスを更新しました。

こうした出来事は、私たちに市販薬の情報に関する問題をわかりやすく示しているように思います。1つ目の失敗から言えることは、「不十分な知識が本人に損害を与えること」。そして2つ目の失敗から言えるのは、「不確かな情報によるパニックは、社会を不安と混乱に陥れること」です。

「私はウイルスよりも、人間が怖いです」

ドラッグストアの店員によるこんなツイートが投稿されたのは、２０２０年2月のことでした。このツイートはその後、30万回以上リツイートされています。感染拡大がいよいよ深刻化し、テレビでは連日、店頭で感染予防対策の商品を購入するお客さんの列が取り上げられました。「朝から戦いです。もう気が狂いそう」「謝るために出勤しているようなもの」。その頃の私のツイッターのタイムラインには、お客さんの対応に疲弊した店員たちの悲鳴が溢れていました。

「市販薬リテラシー」の歴史

このような、情報が正しく伝わらないことからくる混乱に対して、「リテラシーが必要だ！」という言葉をよく耳にします。メディアリテラシー、ヘルスリテラシーなど、表現は様々です。「巷《ちまた》に溢れる医療健康情報をすべて鵜呑みにしてはいけない」という気持ちを、多くの消費者が抱えています。

しかし、リテラシーを身につけるのは難しいことです。例えば、メーカーが誇大広告や悪質な宣伝をしていると分かれば、その商品の信頼性は低いと判断できるかもしれませんが、そもそも、どのような広告が法律で許され、また禁止されているのかについて、多くの消費者は知りません。最近では、2017年に改正された新ルールで、市販薬で「新発売」を謳える期間が半年から1年に延長され、多数購入・多額購入による過度な値引き広告（たくさん買うことによる極端な値引き）は禁止されましたが、[1]これを知る消費者はほんの一握りでしょう。

歴史を紐解くと、薬の宣伝文句は古くから社会問題の一つでした。かつて薬商の町として栄えた奈良県宇《う》陀《だ》市にある「薬の館」資料館には、江戸時代の広告手法が解説されています。それによると、もともと薬の処方は平安時代以来、「秘方」「家伝」といった門外不出のものだったそうです。しかし、徳川家康はこの古い「秘方」のしきたりを破り、公開することに意欲的で、やがて農間稼ぎ（農業の合間にする仕事）の普及拡大によって、一般に売り出されるようになります。

販売の形も、幕府・武家が扱う薬だけでなく、寺院、医家、生薬《きぐすり》屋、行商人が扱う薬などいろいろに分かれ、薬の名には「竜王」「神仙」といった神秘的な文字が使われました。薬を売る店の看板には、16弁の菊紋をつけることが多かったそうですが、これは宮家御用達であるかのように見せかけて売るための手法の一つだったようです。明治時代に入ると、薬の販売規制が強化され、「神仏無想」「家伝秘方」などの文字の使用が禁止されました。神秘性のある形容を廃止し、現代でいうところの誇大広告にならないための規制が作られていったと言えます。

江戸時代の薬事情を記した書籍『江戸の生薬屋』（吉岡信著）によると、市中に出回る薬の品質の劣化を危惧した幕府によって、寛保2（1742）年に「毒薬を売ったら引き廻しの上、獄門」「ニセ薬を売ったら引き廻しの上、死罪」という、現代の日本よりも厳しい法令が定められています。

薬の産業は経済を潤しますが、人の健康にも直結するため、厳格な規制が必要です。しかし結局のところ、市販薬の広告を読み解くことは、専門家ではない生活者にはあまり現実的ではないのかもしれません。国内の業界団体である日本一般用医薬品連合会は、「広告審査会」という有識者会合を設けて定期的に市販薬の広告を批評しています。レポートは一般に公開されていますので、ご興味ある方はご覧ください。ただし、これは自主的な取り組みであり、企業に対する強制力はないものです。

「医師が選んだ市販薬」はいい薬なのか？

中立的な情報や、企業が公表しないウラ情報を求めて、これまで大多数の日本人が頼ったのは、新聞や雑誌などのマスメディアでした。

もっとも、マスメディアの報じる薬の記事に対する、薬剤師からの評判はかんばしいものではありません。**特に、読者の関心を集めようと、病院の薬の副作用を強調して過度に恐怖を煽るような記事は不評です。飲むのをやめてはいけない患者さんが、記事を読んで不安になって薬を中断しようとすることがあるからです。**

市販薬の場合は「飲むのをやめてはいけない薬」はまずありませんので、処方薬の記事ほど深刻な悪影響はありませんが、そもそも新聞が市販薬ネタを記事にすることは、医療用医薬品に比べるとずっと少ないと言えます。

雑誌の市販薬特集で私が首を傾げてしまうのは、「医師が選んだ市販薬」という企画です。医師から見た市販薬の評価は、もちろん貴重な意見であることは間違いありません。とはいえ、そこに登場する医師は、自分が市販薬を普段から売ったり、頻繁に使ったりしているわけではなく、最新事情に詳しいわけでもありません。そのため、市販薬への評価がとても一面的だったり、そもそも情報が古くて事実と異なることさえあります。ですから、「医師が選ぶ市販薬」というのは「和菓子職人が選ぶ洋菓子」のような、ちょっとトリッキーな企画なのです。

記事を書いた記者自身がその業界に精通していない場合は、「嘘ではないけれど、本当とも言えず、実態を反映していない」記事が出来上がります。そうした不自然な記事の積み重ねも、読者の信頼を損ねる一因なのかもしれません。取材を受けた医療従事者から「取材に協力したのに、掲載された記事はこちらが意図したこととまるで違う内容だった」という残念な声も未だに耳にします。

SNS空間を襲う「インフォデミック」

総務省の通信利用動向調査によれば、21世紀に入る頃の日本のインターネットの世帯普及率は34%でした。[3] それ以降、既存のマスメディアの他に台頭してきたのは、専門家らが自らの言葉で情報発信するブログ等のツールです。特に近年は、ツイッターやフェイスブックなどのＳＮＳを使った情報発信が活発になっています。私自身も２０１４年からツイッターで様々な分野の医療専門家をフォローし、情報収集しています。

ところが今やこのＳＮＳには、「マスゴミ」以上に「ゴミ情報」が溢れているようです。厄介なのは、ＳＮＳという場所が、ゴミ情報をゴミと知らずに埋め立てられた〝夢の島〟だということです。その一例を、世界の事例から見てみましょう。

「新型コロナウイルスは次世代通信５Ｇによって拡散するらしい」

２０２０年の初め、奇妙な噂がヨーロッパ内を駆け巡りました。最初はネット上の冗談でしかなかったこの説は、SNSやユーチューブを通じて急速に拡散され、やがて現実社会に信じられない影響を与えました。なんと、噂を信じて恐怖に駆られた人々が世界各地で電波塔を破壊し始めたのです。

英国政府は4月、5G説は危険なフェイクニュースだとして、ウイルスと5Gの因果関係を否定しました。ガーディアン紙などの現地報道によれば、4月の時点で英国内の合計40箇所以上が襲撃にあい、さらに悲惨なことに、その中には新型コロナウイルス感染患者を収容していたナイチンゲール病院内の電波塔も含まれていたそうです。[4]

5月になると、米国でも国土安全保障省が通信会社に破壊行為への警告を助言することをワシントンポスト紙が報じ、[5] 6月には南米ボリビアでも電波塔が相次いで破壊される事件が起きました。[6] しかも、ボリビアでは5Gが導入されていないにもかかわらずです。噂の根拠とされるデータは、すでに科学的に否定されています。「ウイルスは電波／モバイルネットワーク上を移動することができません。COVID-19は5Gモバイルネットワークを持たない多くの国でも広がっています」と、WHOは5G説を否定していますが、[7] 実際のところ、このような非科学的でセンセーショナルな健康情報はあとを絶ちません。

こうした状況は、パンデミック（感染症の世界的流行）になぞらえて「インフォデミック」と呼ばれ、多くの医療従事者の頭を悩ませています。WHOはインフォデミックを「正確な情報もあればそうでない情報もあり、伝染病と並行して拡散する情報の津波」とし、自分たちはパンデミックと共にインフォデミックとも戦っていると述べています。[8]

医療分野では以前から、SNSに流れる不適切な健康医療情報が問題となっていました。その実態と原因を分析した論文報告は、ここ数年で急速に増えています。世界的な医学論文検索サイトPubMedで「twitter」という検索ワードを入れヒットする論文は、2015年には1年間で370件でしたが、2020年には1390件と4倍に増えました。その中には、ネット情報の質や、拡散の動きを研究した論文が数多くあります。

2019年の米国の大学病院の研究では、前立腺癌や膀胱癌といった泌尿器系の各悪性腫瘍について、フェイスブックやツイッターなどのSNSで最もシェアされた上位10個の記事を調べたところ、そのうち内容が不正確だったり誤解を招く記事は前立腺癌で10件中7件、腎癌で10件中3件となり、不正確な記事は事実に基づく記事よりも28倍シェアされやすい傾向にあったと報告しています。[9]

2020年のカナダの大学の研究では、フェイスブック上の「抜け毛治療」「脱毛症」などのキーワードが使われた情報の質を調べたところ、医学的根拠に基づいた薄毛治療の情報はわずか3〜13%だったと報告しています。[10]

同年の米国の大学病院の研究では、調査に協力したニキビ患者（約半数が12〜18歳）の45%がソーシャルメディア上に治療情報を求めており、最も多かったのはユーチューブとインスタグラムでした。しかし、彼らの中で臨床ガイドラインに定められた治療法を選択したのは、わずか31%でした。[11]

「WELQ事件」とグーグルアップデート

日本はどうでしょうか。私が見る限り、日本国内のSNSの健康情報を対象とした学術研究は少ないようです。論文検索データベース「医中誌Web」で「SNS」「ツイッター」をキーワードに調べたところ、2020年の1年間で情報の質について研究した原著論文の数はゼロでした。しかし、日本だけが情報の混乱の例外であるとは考えにくいでしょう。

ここで、過去5年ほどを遡ってインターネットの健康情報の問題を紹介したいと思います。医療健康情報の分野にとって、この5年はジェットコースターのように目まぐるしく変化した年でした。

21世紀に入り、ネット上には様々な医療健康情報が出回るようになりました。その中で特に問題となったのは、大手企業が運営するウェブサイトに、不適切な健康情報が多数掲載されていたことです。

2016年、大手IT企業DeNAが運営する健康情報サイト「WELQ」が閉鎖される出来事が起きました。同サイトの健康情報には信ぴょう性のないものが散見され、記事の作成方法にも問題があることが明らかになったのです。WELQの問題を詳しく追いかけたのは、医学部出身のウェブメディア記者でした。

WELQだけでなく、インターネットの構造そのものに注目が集まったのがこの時期です。当時は病気についてグーグル検索をすると、上位に表示されるのは科学的根拠の低い、高額な治療法ばかりでした。「非科学的な治療を選択したために、適切な医療を受ける機会を逃す」という深刻な事態が医療従事者たちから指摘され、もはや「閲覧者の自己責任」として放置できない状況になっていたのです。

そしてインターネットの〝神様〟であるグーグルが動き出します。ネット上の健康情報は、2017年末を境に一変しました。この時グーグルが、健康情報の検索アルゴリズムを大幅に変更したのです。いわゆる〝グーグル健康アップデート〟と呼ばれる、ネット界隈における一大事です。

この健康アップデートによって、検索上位には怪しげな医療・健康の広告サイトに代わって、中立的で信頼性のある病院や行政の公的な情報サイトが表示されるようになりました。グーグル検索の安全性は、劇的に改善されたのです。

さて、それから3年以上が経ちました。個人の情報発信の新たな戦場はブログから、ツイッターなどのSNSに移っています。と同時に、健康アップデートの引き金となった〝不適切な医療健康情報〟もまた、おそらく根を張っているでしょう。しかも、SNSは閲覧者を制限できるため、そこでの情報のやり取りは、マス向けの情報サイトよりも周囲から見えにくくなっています。

この問題を解決するために、近年、医療従事者たちによる情報発信が盛んです。その一例として登場したのが、2018年の「インスタ医療団」という言葉です。SNS上で多くのフォロワーを持つ小児科医や外科医、皮膚科専門医たちが有志で集まり、インスタグラムなどに溢れる不適切で健康被害を生みかねない情報に対抗するため、医学的に正確な情報を発信する取り組みを始めました。ネットメディアにも取り上げられたこの運動は、「医療従事者による健康情報」と「非医療従事者による健康情報」が入り乱れる現代のネット社会をまさに象徴するような出来事です（その後、不特定多数のアカウントがインスタ医療団というハッシュタグを使ったことにより、今では当初の医師たちが目指したものとは異なる情報が増えたようです）。

現在も様々な医師がＳＮＳで活躍していますが、彼らに共通するのは、同業の医師たちからの評価を得ているということです。そして近年は書籍の出版という形で、現実世界にも影響を与えつつあります。

正確な医療情報を見分けるコツ

誤った医療情報に惑わされないためにはどうしたらいいのか。これは誰もが知りたいことでしょう。

大型書店の医学書コーナーには、専門分野のエキスパートが書いた医学・薬学書が沢山あります。「医学論文の読み方」といった、リテラシーを養うための書籍もあります。

薬学書は一冊あたり数千円〜数万円と高額です。さらに、ネットサービスには「UpToDate」という、最新の論文や専門家の意見を集約したものがあり、これは薬剤師個人の購読料がなんと年間519米ドルもします（邦貨換算で約5万5000円！高っ!!）。

もちろん、一般の生活者がこれほど医療情報にお金と時間をかけられる訳ではないでしょう。そこで参考になりそうな話があります。

以前、私が所属する一般社団法人「メディカルジャーナリズム勉強会」で、こんなやりとりがありました。市川衛《まもる》さん（クラウドファンディングサイト「READYFOR」室長）がNHKのチーフディレクター時代に立ち上げ、多くの医療従事者とメディア関係者が交流するこの勉強会で、あるイラストレーターの方が、

「不適切な医療情報を載せるような媒体（メディア）の仕事は受けたくない。しかし自分は医療の専門家ではないので、その媒体の良し悪しがわからない。どうしたらいいのか」

と質問したのです。その時、市川さんは解決策の一つとして、

「この勉強会には様々な医療従事者が所属していますので、その方々に意見を求めるこ

とで、媒体の医療記事の質を知ることができるのではないでしょうか」と助言しました。自分で判断できなければ、専門家に意見を仰ぐのが大切ということです。

「専門家に聞く」作戦は生活者に有効だと思われます。なにも親戚・兄弟の中に医者を探せ、という訳ではありません。いつもお世話になっている医師や薬剤師でいいのです。一度も行ったこともないドラッグストアや薬局の見知らぬ薬剤師よりも、普段から関係性を築けている薬剤師がいいでしょう。なにせ、政府も薬局を「生活者が身近な健康相談を気軽にできる場所」にする政策に舵を切っています（これについては、第8章で紹介します）。

「バズった情報」を疑ってみる

玉石混交で断片的なネット情報が溢れる中で、「薬剤師に相談する」という選択肢が有効だった例を紹介します。

２０２０年3月、フランスの厚労大臣が衝撃的なツイートをしました。これまでにも紹介した【イブプロフェン】などの解熱鎮痛成分エヌセイズが「新型コロナウイルスの感染症状を悪化させるかもしれないので、飲まないように」と呼びかけたのです。このツイートは日本のメディアでも紹介され、別の解熱鎮痛成分【アセトアミノフェン】が注目されるようになりました。ドラッグストアにはアセトアミノフェンの代表的商品「タイレノール」を買い求めるお客さんが続々と訪れ、たちまち品切れになりました。

ところがこの時、「タイレノール」以外の同成分の商品は、在庫があるのにもかかわらず見向きもされませんでした。なぜでしょうか？ 「タイレノール」はアセトアミノフェンのナンバーワンブランドです。それに対して、他社の商品やドラッグストアのPB（プライベートブランド、第8章参照）商品は認知度が低いため、ネット上で紹介される機会が少なかったのです。

「タイレノール」が一瞬にして棚から消えるという異常事態が発生した当時、私は複数のドラッグストアを見て回りましたが、どこも「タイレノール」はないのに、同成分の他商品は余っているという状態でした。もし、お客さんが店員に一言「タイレノールと同じ成分はありますか？」と聞いていれば、欲しい薬が買えたかもしれません。

フランス発の〝エヌセイズ危険説〟はあまりに衝撃的なニュースだったので、普段エヌセイズがどのような薬かを全く知らない人々は、とてつもない不安を感じたことでしよう。2020年5月頃のツイッターでは、日本の市販薬に多いエヌセイズのひとつ【イブプロフェン】が「コロナ」のキーワードとともに数多くつぶやかれていました。また、「生理痛が辛いのでロキソニンを飲みたいけど、コロナには危険だから避けている」というツイートもありました。

実際私も、生理痛のためロキソニンを購入する女性から「コロナには飲まないほうがいいって聞いたんですけど、飲んでも大丈夫ですか？」と聞かれました。フランスの情報に接して、エヌセイズである【ロキソプロフェン】や【イブプロフェン】を避けようとする人もいたのでしょう。ただ、フランスの市販薬事情や各国の公的情報を総合すれば、エヌセイズの危険度はかなり限定的であると考えられます。少なくとも、健康な人が生理痛に使うのであれば、パニックになるような状態ではありませんでした。

フランスの大臣がツイートした当時、ツイッターでフォロワー数10万以上のある著名人は「なぜ日本の厚労省はこのような指示を出さないのか。製薬業界への配慮なのか」とツイートしていました。薬の専門知識を持つ者であれば、「政府がエヌセイズの危険性を隠しているのは企業への配慮だ」などとは決して考えません。こうした憶測によるツイートを全て否定するつもりはありませんが、世間の猜疑心《さいぎしん》を掻《か》き立てない配慮も必要だと思います。

ネット上の情報はたいてい断片的で、時には不正確なこともあります。薬剤師に聞けばなんでもわかる、などと大それたことは言えませんが、一言でも質問をすれば解けた誤解も、静まる不安もあったのです。

第８章　市販薬２・０――「セルフメディケーション」の未来

これからの市販薬の買い方

令和の日本に妖怪がうろついています。セルフメディケーションという妖怪です。セルフメディケーションという言葉を、今や日本のいたるところで見聞きします。ドラッグストアに行けば目に入る「セルフメディケーション税制対象」の文字、確定申告の時期に新聞を繰れば「セルフメディケーション税制で節税」という記事、厚労省の会合を見れば「セルフメディケーション推進に関する有識者検討会」開催のお知らせ。

しかしこのセルフメディケーションとは一体何かと問えば、その実態はつかみどころのない、あるいは見る人によって姿を変えるような、まるで妖怪のような存在です。日本のセルフメディケーションを「危険だ」と否定する人もいれば、「必要だ」と肯定する人もいます。

敵か？　味方か？　最終章では、私たちの日常に潜むこの妖怪の正体を暴いて、適度な向き合い方と、これからの市販薬の買い方を〝一緒に〟考えていきたいと思います。

国の医療負担を抑える「セルフメディケーション税制」

「『セルフメディケーション税制』の領収書をもらえますか？」

「この薬は『セルフメディケーション税制』の対象になりますか？」

店頭で市販薬を購入したお客さんから、こうした質問を受けるようになったのは、ここ数年の出来事です。こちらが「大丈夫です！　税制対象になります。領収書もご用意します」と答えると、お客さんは笑顔で帰っていきます。

〝新しい節税対策〟としてのセルフメディケーション税制は、ほんの4年前、2017年に始まったばかりの新しい税の制度です。特定の市販薬の年間購入額が一定額を超えた場合に、その領収書を用いて確定申告すると、納めた税金の一部が戻ってきます。大手ドラッグストアの領収書を見ると、「〈印〉はセルフメディケーション税制対象商品」などと書かれているのがわかると思います。国が示すモデルケースでは、たとえば課税所得400万円の人が、対象医薬品を家族で年間合計2万円購入した場合、所得税は1

６００円、個人住民税は８００円の減税効果を得られるとしています。「病院受診ではなく、市販薬で対処している人にメリットのある税制」としては画期的な制度でありますが、実際の利用者はまだまだ少数です。業界団体の消費者調査では、この税制を使いたいと考える人の割合（利用意向度）は、制度スタート後から10～20％で横ばい続き。適用人数も２０１９年分でわずか３万人。税制対象となる市販薬が限られていることや、年間購入総額が１万２０００円を超えなければ利用できないことなどが、利用者が伸び悩む要因とされています。[1]

一方で、税制の認知度は年々上がっており、２０２０年には72％と、およそ３人に２人が知るまでに広まりました。当初、セルフメディケーション税制は5年間だけの期限付き制度でしたが、業界団体からの強い要望もあり、条件の見直しを含めて２０２６年まで延長されることになりました。

国という大きな視点で見ると、セルフメディケーション税制は医療用医薬品から市販薬への消費シフトを後押しします。医療経済を専門とする五十嵐中《あたる》横浜市立大学准教授の研究では、「市販薬への置き換えによる医療費削減の効果は約３２００億円」と試算されており、新税制によって膨張する国の医療負担を抑える効果が期待できます。

「これからの日本にはセルフメディケーションが欠かせない」。そんな声が聞こえてくる背景には、国の逼迫《ひっぱく》する財政事情もありそうです。

処方箋薬でも市販薬でもない「零売」

「処方箋なしで病院の薬が買える」というサービスも、にわかに注目を集めています。今まで医薬品といえば、受診しなければ入手できない医療用医薬品と、処方箋なしで購入できる市販薬のどちらかでした。ところが、この両者の間に位置するともいうべき「第三の医薬品」の存在が、2020年以降に脚光を浴びています。それは、「処方箋なしで入手できる医療用医薬品」です。

実は医療用医薬品には、医師の処方が必要な「処方箋医薬品」と、処方箋が不要な「処方箋医薬品以外の医療用医薬品」の2種類があります。2020年に設立された一般社団法人日本零売《れいばい》薬局協会によれば、約1万5000種類ある医療用医薬品のうち、約半数の7500種類ほどが処方箋なしで入手できる医薬品とされています。対象となるのは主に胃腸薬や痛み止めなど、比較的身近な病気の手当てに使う薬となっており、血圧の薬や糖尿病の薬といった医師の判断が不可欠な薬は処方箋医薬品です。[2]

このような「処方箋の要らない医療用医薬品」の販売を、薬剤師たちは「零売」と呼んでいます。零売の利用者は薬剤師に必ず症状を詳しく話した上で、一時的な手段として薬を入手します。「病院が時間外で閉まっている」「仕事で病院へ行く時間がない」といった事情や、最近は「新型コロナの影響で病院に行きにくい」といった理由の利用者も増えています。

〝特別な事情がある場合の手段〟として扱われてきた零売は、薬局の新しいサービスの形として再評価されています。地域密着型の個人経営の薬局はもちろん、チェーン薬局でも零売に力を入れる会社も出てきました。

零売の利用で注意したいのは、「病院へ行くのがめんどくさいから」という理由だけで使えるわけではないということです。薬剤師にじっくり話を聞いてもらい、しっかりと薬の説明を聞いた上で入手することが大切です。逆に言えば、症状もほとんど質問されず欲しい薬を欲しい量だけ提供してくれるような零売薬局の利用は、むしろ健康を損ねてしまいます。私が零売を利用した時は、薬剤師から症状の経過や治療状況を聞かれた上で、最少量の塗り薬を提供されました。

〝イザ〟という時の零売は、処方箋薬でも市販薬でもない「第三の医薬品」として、私たちの生活に少しずつ浸透していくかもしれません。

年々増えるドラッグストア発のPB品

市販薬の「売り場」にも、変化が起きています。ドラッグストアチェーンによる、オリジナル（プライベートブランド、通称ＰＢ）商品の増加です。

大手ドラッグストア各社のコーポレート資料を見れば、市販薬を含めたプライベートブランド品の売上比率を伸ばすという目標が並んでいます。「こちらの方が成分は同じで値段が安いですよ」と、店頭でＰＢの薬を勧められた経験のある方は多いはずです。こうしたオススメを嫌がる方もいらっしゃいますが、誤解もあるように思います。

市販薬のドラッグストアオリジナル商品は、安かろう悪かろうではありません。

オリジナル品には「お買い得型」と「独自型」の2種類があります。

「お買い得型」とは、類似の成分の商品と比べて安いものです。冬になると店頭にうがい薬が2種類並べてあり、1つは有名なブランド、もう1つは無名のブランド、という光景をよく見かけます。中身は同じだけれど無名ブランドは安い、というパターンが「お買い得型」です。添加物など細かな違いはありますが、薬効成分は同じなので、オリジナル品を選べば安くて同等のものを手に入れることができるわけです。安さの理由は、有名ブランドのように広告や製品開発などにコストをかけないことにあると説明されています。

もう一つのタイプは「独自型」です。値段ではなく、機能や別の魅力でその商品の価値を高めるというものです。市販薬は、日用品などと比べると行政の規制が厳しいため、なかなか独自色を出すことは容易ではありません。その中で差別化を図ろうとした結果、成分以外の工夫が多く見られます。私が見る限り、最も独自型の商品開発に力を入れているドラッグストアはマツモトキヨシです。キャラクターの柄のついたオリジナルの目薬を発売したり、ヒルドイド問題（第3章参照）が起きた時にはいち早く自社のPB品を発売したりと、消費者のニーズをつかんだ展開をおこなっています。

自社のオリジナル品がない店は、知名度の低い廉価品を置いています。廉価品はオリジナル品ではありませんが、同じ成分でも安い価格で販売されています。

各社が扱っているオリジナル品・廉価品の一例として、【ロキソプロフェン】製品を比較したものを［図表8］に記します。スペックにほとんど差はありませんが、チェーン薬局の日本調剤が2020年に発売したロキソプロフェン錠「JG」は、他よりも安

① 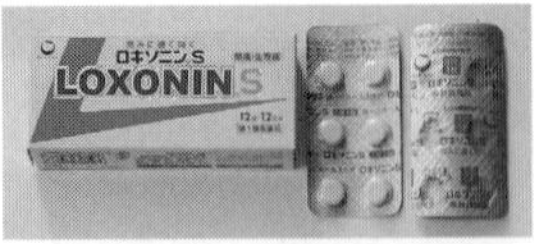

② 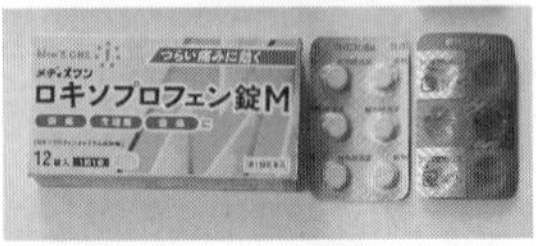

③ 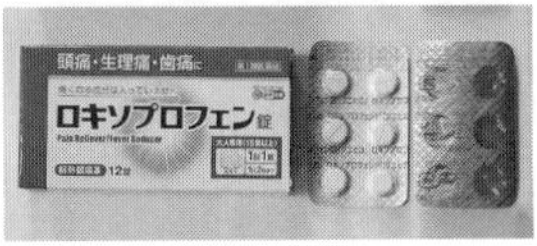

④ 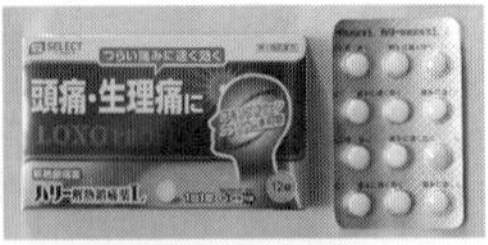

⑤ 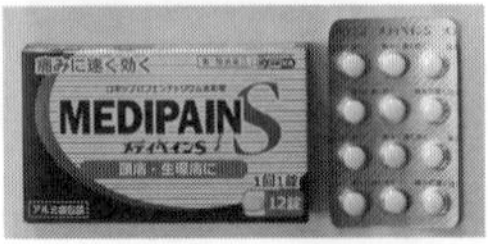

⑥ 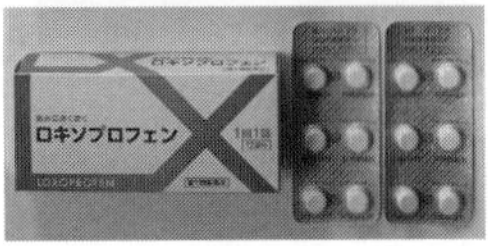

	製品名	希望 小売価格	製造販売	購入価格	購入店舗
①	ロキソニンS 12錠	713円	第一三共 ヘルスケア	713円	マツモトキヨシ
②	ロキソプロフェン錠M 12錠 ★	713円	皇漢堂製薬	602円	ツルハドラッグ
③	ロキソプロフェン錠 「クニヒロ」12錠	713円	皇漢堂製薬	602円	アイン薬局
④	ハリー解熱鎮痛薬L 12錠 ★	オープン 価格	小林薬品工業	602円	スギ薬局
⑤	メディペインS 12錠	オープン 価格	小林薬品工業	602円	トモズ
⑥	ロキソプロフェン錠 「JG」12錠 ★	550円	長生堂製薬	550円	日本調剤

※価格はすべて税込
※首都圏の同一地域の各店で2021年3月に購入
※★印の製品は購入店舗がオリジナル商品／PB品等としているもの

図表8　ロキソプロフェン各製品の購入価格比較

いことがわかります。また、個人的には添付文書の文字が大きく、デザイン（文字の間隔など）も読みやすく優れているように感じました。

市販薬をドラッグストアで購入する際には、薬剤師に相談しながらPB品もうまく取り入れると、経済的な買い物ができます。ただし、プライベートブランドとはその名の通り、そのお店の独自商品であり、他の系列店では購入できませんのでご注意ください。

ツイッター懸賞、ゆるキャラ

一方、消費者とメーカーの間にも「新しい形」の接点が増えています。

100万円の商品券が当たる——。

目玉が飛び出るような前代未聞のキャンペーン、「KINKAN BIG100」がネット上で行われたのは2020年のこと。企画したのは、虫刺され薬「キンカン」のメーカー、金冠堂です。虫に刺された写真か蚊のイラストをツイッターに投稿するだけで、1等1名100万円、2等3名30万円、3等10名10万円分などの商品券が当たるという、破格の懸賞でした。

近年はツイッターを積極的に活用する市販薬メーカーが増えています。そのメーカー

の公式アカウントをフォローすることが応募条件とする懸賞企画を行い、多くのフォロワーを獲得するアカウントが生まれています。

試しに市販薬メーカー各社のツイッターアカウントのフォロワーの推移を見てみましょう。2021年2月のフォロワー数を2020年6月と比較してみます（[図表9]）。対象とした36アカウントのうち、フォロワー数を増やしたのは25アカウント、特にフォロワー数を急激に増やしたのは、「ボルタレン」（66→1・9万）、「パブロン」（1384→1・1万）、「トラフル」（246→1万）などでした。いずれも、消費者にとって魅力的な企画やコンテンツをツイートしたことで、劇的にフォロワー数を獲得していま す。また、養命酒の「ビンくん」、太田胃散の「太田胃にゃん」など、商品にちなんだゆるキャラを公式アカウントのアイコンにしているメーカーも目立ちます。

メーカーが消費者と直接的につながりを持とうとする動きは、日本だけのものではありません。世界的にも、メーカー各社は自社の直販サイトを強化する傾向にあります。2018年に開催されたあるインターネット関連のイベントで、出演したインターネットコンサル企業は「米国小売業界でのキーワードは『D2C』（direct to consumer：メーカーが直接消費者に販売する形式）である」と語っていました。米国小売業界では、

メーカー	アカウント名	フォロワー数	
		2020年6月	2021年2月
アース製薬	アース製薬株式会社【公式】	1.8万	6.6万
浅田飴	浅田飴【公式】	6.3万	6.9万
イチジク製薬	イチジク製薬株式会社	1.5万	2.6万
エスエス製薬	エスエス製薬	213	274
太田胃散	太田胃にゃん【公式】	5.6万	11.5万
大塚製薬	オロナインH軟膏【公式】	286	511
GSK	ニコチネル 公式アカウント	6	43
GSK	フルナーゼ公式アカウント	1.4万	1.2万
GSK	ボルタレン 公式アカウント	66	1.9万
興和	ウナコーワファミリー【公式】	4万	3.8万
興和	キューピーコーワ【公式】	3.2万	7.8万
興和	ケロちゃんコロちゃん【公式】	2.6万	2.5万
興和	コーワ健康情報局	1.8万	3.3万
参天製薬	サンテFX	5.5万	6.2万
参天製薬	ソフトサンティアシリーズ	3070	3042
ジョンソン・エンド・ジョンソン	在宅禁煙委員会	352	793
千寿製薬	マイティア【公式】	5.1万	4.4万
第一三共ヘルスケア	ガスター10「胃痛脱出!? 大作戦」	501	479
第一三共ヘルスケア	トラフル公式	246	1万
第一三共ヘルスケア	プレコール公式	3	6108
第一三共ヘルスケア	ペラック公式	1329	4858
第一三共ヘルスケア	ロキソニンS公式	281	507
大幸薬品	正露丸【公式】	5万	5.7万
大正製薬	クラリチン｜大正製薬	3.2万	6.5万
大正製薬	大正漢方胃腸薬	3052	2.2万
大正製薬	パブロン	1384	1.1万
大正製薬	riup_taisho	5233	4810
平坂製薬	平坂製薬株式会社【公式】@LINEスタンプも！	928	2090
摩耶堂製薬	摩耶堂製薬【公式】マヤドー 膀胱炎には腎仙散	1.6万	1.4万
ムンディファーマ	【公式】イソジン	1万	1万
森下仁丹	森下仁丹株式会社	2.8万	3.7万
ユースキン製薬	ユースキン製薬【公式】	2万	2.8万
養命酒製造	養命酒 ビンくん	5万	11.6万
龍角散	龍角散公式	1.4万	1.3万
ロート製薬	メンソレータム公式アカウント	7万	6.6万
ロート製薬	ロート製薬公式アカウント	12.9万	16.2万

※ツイッター認証付アカウント、もしくは公式サイトからのリンクなどでその企業の公式アカウントであることが確認されたものを掲載
※GSK：グラクソ・スミスクライン・コンシューマー・ヘルスケア・ジャパン

図表9　市販薬メーカーの主なツイッターアカウントとその推移

それぞれのお店のプライベートブランド商品が増えたため、メーカーは自社の商品をリアル店舗の棚においてもらうことが難しくなってきている。そのため、メーカーは新しい売り場を求めてインターネットに進出しているという話でした。

その後日本でも、2019〜2020年にかけてD2Cという言葉を見かけるようになりました。前述の通り、日本のドラッグストアでもPB製品が増えており、店頭でも大手メーカー製のナショナルブランドよりも自社のPB品を来店者の視認率が高い場所に配置しています。リアル店舗の「棚」という、消費者との接点が減るメーカーにとっては、自社サイトによって購入者との距離を縮めることは将来を見据えた大切な一手なのかもしれません。

そうしたメーカー発の情報やサービスを、どうやってうまく活用して自分の健康につなげていくのか。健康情報が溢れかえる現代において、自力で判断するのはそう簡単なことではないかもしれません。

「古い」「多い」「派手」——日本型セルフメディケーションの問題点

便利なことは結構ですが、薬は使い方を誤れば毒にもなります。うまく使ってこその薬。ここまで書いてきたように、日本には消費者が主体となって薬を購入するための環境が、さまざまに整いつつあります。しかし、日本が本当の意味でセルフメディケーションを目指すには、向き合わなければならない３つの問題があります。それは、本書でもたびたび語ってきた、市販薬の「古い」「多い」「派手」です。

「古い」とは、医療用医薬品と比べると、市販薬にはとても古い成分が使われているということです。薬の成分は、基本的には新しい方が効果が高かったり、副作用が少なかったりといったメリットがあります。つまり、古い成分を使うということは、それだけ効果が低いか、副作用が多い成分を使ってしまう可能性があるということです。市販薬の中には、「昔は病院で使っていたが、今は使われない」成分が多くあります。だからといって一概に悪い成分というわけではありませんが、副作用が比較的起きやすい、注意が必要な成分が混じっていることはよくあります。

「多い」とは、中身の成分のことです。医療用医薬品の多くは一製品一成分の「単剤」ですが、これまでも風邪薬や水虫薬などの項目で述べたように、市販薬で一製品一成分はごくわずかです。様々なものが入っているので、医療用医薬品に慣れている薬剤師の間では、「いろんな成分がごちゃ混ぜになっている市販薬はお勧めしにくい」という声をよく聞きます。

最後の「派手」とは、パッケージのことです。これも第7章で述べた通り、見た目重視のパッケージになっていることから、消費者は成分で選ぶよりも綺麗で魅力的な商品に傾きがちです。

こうした「古い、多い、派手」の3点セットを批判する薬剤師は多々いますし、医師からもそのような声をよく見聞きします。では、そもそもなぜ、市販薬は医師や薬剤師に不評な成分になっているのでしょうか。

「これからはセルフメディケーションの時代だ！」。大学の授業を通じてセルフメディケーションの重要性を感じ、その担い手となるために市販薬メーカーに就職した石田由里香さん（仮名）という薬剤師が私の知り合いにいます。外用薬の開発を担当する石田さんは、メーカー側の事情をこう説明します。

「私も、できるだけ新しい成分の薬を作りたいと考えています。けれども、それは簡単ではない理由があるんです。新しい成分の薬には臨床試験が必要になり、臨床試験の有り無しで開発費は1桁2桁は違ってきます。ところが、市販薬市場は動く額が小さく、せっかく巨額を投じて新たに開発しても、回収できる額が少ないのです。そのため、メーカーはどうしても前例のある、臨床試験を必要としない古い成分や配合を使うことになります。市販薬メーカーで、何億円もかけて臨床試験をできるほど資金が潤沢なところは少ないでしょう。

成分の数については、成分数が多いほど製剤化は難しくなるし、現場で作りにくいし、管理も大変なので、本音は成分の少ないシンプル処方のものを売りたいのです。けれども、新発売ならば既存の商品と変化をつけなければなりません。その場合、既存品・従来品よりいっぱい成分が入っているほうが、パワーアップ！　より効く！　といって売りやすいのです。ドラッグストアや卸会社側からそのような薬を作って欲しいと要望されます。消費者にとってのわかりやすさ重視ですね。市販薬の新商品は他製品と差別化を図るために、本来の目的から外れた付属要素を盛っていかなければならないスパイラルに陥っている気がします」

メーカーを批判しても解決しない問題がここにあります。

日本の医療制度の問題点を薬剤師の視点からメディアで発信している薬局薬剤師の高橋秀和さんは、2017年に「『日本型』セルフメディケーションの危険性について」と題した記事をウェブメディアのハフポストに寄稿しています。[3]　高橋さんは日本と海外の市販薬の販売方法を比較しながら、日本は市場に委ねるアメリカ型に近いと指摘した上で、次のように述べています。

「薬剤師の助言を重視する国では、製薬企業も薬剤師の価値観に合う市販薬を提供します。一方、そうでない国では消費者に直接アピールする商品構成となるため、医療関係者からみると、眉をひそめるような商品やCMが好まれる状況も出てきます。不適切な市販薬利用（用法・用量を守っていても）による健康被害も、やはり時々見かけます。誠実な登録販売者・薬剤師を見つけようとしても、市場に適応した日本の販売制度の下では簡単なことではないでしょう」

「自力で治す」ではない

ところで、章の冒頭に紹介した新税制の冠にもついているこの「セルフメディケーション」という言葉には、どうも問題があるようです。

皆さんは、セルフメディケーションにどのような印象をお持ちでしょうか。セルフは「自分」、メディケーションは「治療」。この2つが合体したセルフメディケーションは、〝市販薬で対処できる症状は、病院にかからず市販薬で対処すること〟を指します。

私が非医療従事者の知人にこのような説明をしたところ、「ああ、要するに〝自力で治せ〟ってことね。国の医療費削減のために」と苦笑されたことがあります。

しかし、**本来のセルフメディケーションとは、「自力でなんとかする」とは真逆のことだということを、おそらく多くの方はご存知ないと思います。**

WHOが2000年に出したセルフメディケーションに関するガイドライン[4]では、非処方箋薬においては、安全で効果的な使用のために必要な全ての情報を成分表示やメディア、広告、医療専門家の助言等から得られなければならないとした上で、次のように説明しています。

「特に薬剤師は、セルフメディケーションを目的とした薬の適切で安全な使用方法について、消費者にアドバイスする上で重要な役割を果たすことができる」

セルフメディケーションは、薬剤師にとって馴染みの深い言葉です。私が薬学生だった15～20年ほど前から「これからはセルフメディケーションの時代だ！」と言われてきました。今の薬学部でも、セルフメディケーションについては必ず授業で学びます。しかし、そこで「セルフメディケーションとは、患者さんに自力で治してもらうことです」などと学生に説明する教員はいません（いないと祈りたい）。なぜなら、大学で教えられるのは、セルフメディケーションを支援する身近な医療従事者としての姿だからです。

軽度の症状の背後に、意外な病気は隠されていないか？
症状や体質にあった市販薬を選べているか？
普段処方されている薬との飲みあわせは問題ないか？

市販薬は使い方次第で毒にも薬にもなります。健康に関わる大切なことだからこそ、専門家である薬剤師が身近な存在として支援をする。それが薬剤師にとってのセルフメディケーションです。つまり、セルフメディケーションとは次のようなものなのです。

「生活者の治そうとする意思＋薬剤師の支援＝市販薬によるセルフメディケーション」
（支援する役割は薬剤師だけでなく医薬品登録販売者も担う）

薬剤師への相談によって、そののち意外な病気が発見された事例は珍しくありません。
全国の薬局・ドラッグストアの薬剤師と医薬品登録販売者を対象にした２０１９年の研究報告[5]では、風邪のような症状の相談に乗って、その症状から受診を勧めた経験のある資格者は保険薬局薬剤師で87・7%、ドラッグストア薬剤師・医薬品登録販売者で10 0%といずれも高く、また受診を勧めた後の診断で風邪ではない診断が下った次のような事例が報告されています。

①風邪薬購入で相談→慢性副鼻腔炎
②咳が続くという相談→逆流性食道炎
③咳が続き、血が混じるという相談→結核
④薬を飲んでも熱が下がらないという相談→マイコプラズマ肺炎
⑤咳が出るという相談→アレルギーによる気道狭窄《きょうさく》
⑥咳が止まらないという相談→慢性閉塞性肺疾患

市販薬や健康の相談は、各々の薬剤師の腕の見せ所なのです。

セルフメディケーション（self-medication）という言葉をPubMedで検索すると、最も古いものとしてはBMJという著名な医学雑誌に掲載された1944年の論文「Self-medication and Patent Medicines」（PMID：20785546）がヒットします。世界セルフケア連盟（旧・世界セルフメディケーション協会）の資料によれば、１９６０年代の欧州ではセルフメディケーションは「不必要で、健康を損なう可能性のある行為」として見なされていたものの、１９７０～80年代にかけてセルフケアを推進する考えが世界的に活発になったとされています。[6]

実際、今日ではセルフメディケーションは広く使われている言葉であり、薬の使用方法の実態や、安全性に関する研究論文は世界各国から数多く報告されています。

ただ、**日本のマスメディアなどでは、税制や財政の視点に立って「得か損か」という視点でのみ論じられることが多く、肝心の生活者に対する「サービスの質」という観点についてはあまり語られていないのが現状です。**

そもそも、多くのドラッグストアではお客さんが自由に市販薬を手に取り、医薬品の知識のないスタッフがその会計をしていることが大半なわけですから、「相談」という選択肢が最初から浮かばないのは自然なことかもしれません。国によるセルフメディケーションの説明も、言葉足らずです。

「セルフメディケーションは、世界保健機関（ＷＨＯ）において『自分自身の健康に責任を持ち、軽度な身体の不調は自分で手当てすること』と定義される」

これは、厚労省の資料などでよく見るお決まりの説明なのですが、これを読んでセルフメディケーションを歓迎する生活者は少ないはずです。まるで「健康問題は自己責任」と冷たく突き放されるような、どこか不安な気持ちになる表現にさえ見えます。まさに、セルフメディケーション＝自力で治す、と誤解されてもおかしくないのです。

拡大するネット通販

セルフメディケーションが日常生活に浸透する中で、近年は薬の購入スタイルが大きく変わってきました。今までの常識がひっくり返るような、薬の新しい買い方も登場しています。それは、インターネットサイトやアプリによる市販薬の購入です。

２０２１年2月、Uber Eats がローソンと組んで日本国内の市販薬の宅配を始めました。アプリで注文することで、市販薬を扱うローソンから自宅まで薬を届けてくれるというサービスです。今まで、ネット販売サイトやアプリでの市販薬の購入は注文から配達まで数日かかるため、「体調が悪い時にすぐに入手できない」ことが弱点とされてきました。しかし、ネットの世界では、配達時間はどんどん短縮されています。「注文した薬が3日後に届くのは待てない」といって利用しなかった人も、わずか30分や１時間で届くとしたらどうでしょうか？　むしろ「体調不良だからこそ、ネットやアプリで注文したい」と思うかもしれません。対面で薬剤師や医薬品登録販売者に相談しながら薬を決めたい人は、ネットやアプリでも資格者に相談することができます。

ネットの凄さは他にもあります。

皆さんの中で、実際にネット販売で市販薬を購入した経験がある方はどれくらいいるでしょうか。試しに、いつも店頭で買っている市販薬の名前を検索してみてください。まずびっくりするのは、目を疑うほど値段が安いことです。ネットでは、市販薬が街のドラッグストアよりも圧倒的に安く売られています。例えば花粉症薬の「アレルビ」は、「アレグラFX」と同じ成分で安価な、いわゆるジェネリック薬です。そんな「アレルビ（56錠）」の、花粉症シーズン真っ只中の2021年3月の価格は次の通りで、なんと2倍以上も差があります。

アマゾン　986円
大手ドラッグストア　2508円

ネットだから安くて当たり前、というのは誤りです。市販薬のネット販売市場は今のところ非常に小さく、物流コストもかかります。アマゾンが安い理由は、他の商品やサービスで利益を取っているため、薬で利益を得る必要が低いからと考えるのが自然です。一般的なドラッグストアでは、市販薬は利益を得るための重要なカテゴリーなので安易な安売りはしません。小売業に携わる身から言わせていただくと、ネットの価格は「利益度外視で売ってますよね？」と疑いたくなるほど、異常に安いのです（このような価格破壊の良し悪しには、議論のあるところかもしれません）。

おまけに、ネットで買える市販薬は年々増えており、ますます便利になっています。

２０２１年の花粉症シーズンは、小児用の花粉症薬「アレグラＦＸジュニア」がネットでも購入できるようになりました。それまでは、国の販売ルールによって、店頭でのみ、しかも薬剤師がいる時間しか購入できない要指導医薬品というリスク区分でした。それが要指導医薬品から第一類医薬品に移行したことで、ネットでも購入できるようになり、自分のタイミングで注文すれば、あとはネット越しで薬剤師が販売の可否を判断したのちに自宅に届くようになります。

経済産業省の２０２０年の調査報告では、市場全体に占める電子商取引の割合、いわゆるＥＣ化率が、日本は欧米に比べて低いことが指摘されています。**日本の物販分野のＥＣ化率を見ると、6・76%と、市場全体の1割にも届いていません。化粧品・医薬品カテゴリーのＥＣ化率はわずか6%です。さらに、実数値は公表されていませんが、化粧品のＥＣ化率は、医薬品よりもはるかに高いと推測されます。**[7] 大手ドラッグストアのＥＣ事業会社の社長を務めた経験があり、ＩＣＴ（情報通信技術）に詳しい郡司昇さんによると、少なくとも２０１８年度時点では「市販薬のＥＣ化率は３%にも満たない」と推察されています。逆にいえば、まだまだ利用者が拡大していく分野と言えるかもしれません。

ここまで、インターネット販売の良い面ばかり紹介してきましたが、私はネット販売の肩を持つわけではありません。あえて言うと、現状の日本の通販サイトはまるで伏魔殿です。まず、ネットは顔が見えにくい分、商品の品質がわかりにくいという問題があります。アマゾンで販売されている市販薬でも、出品者が別の会社であることはよくありますので、出品者をよくみて評価した方が良いでしょう。また、通販サイトは透明性が低く、これが様々な危険を孕《はら》んでいます。

購入データは霧の中

世の中には、セルフメディケーションの自己責任論を歓迎する人もいます。


たかが市販薬、もっと自由に買えるべきだ……

もっと効果の高い薬を、もっと簡単に買えるべきだ……

それで健康に悪影響があっても、それは自己責任だ……


しかし、「たかが市販薬」の末に、何が起きるのでしょうか。それを知ることは案外簡単です。試しにツイッターで咳止めの市販薬である「ブロン」を検索してみてください。すると、そこには平凡な日常社会に隠された、もう一つの世界が広がっています。


「がぶ飲みブロンしたい　レタスでもいい」

「ブロン飲みすぎて入院の話出てる」

「ブロンあったODしよ」

「ブロン」は、第6章でも紹介した依存性のある咳止め成分【ジヒドロコデイン】を含んだ市販の代表的な咳止め薬です。「レタス」とは野菜のことではなく、市販のアレルギー薬「レスタミン コーワ糖衣錠」の隠語です。レスタミンを大量服用することで、ブロンのような精神作用が現れることがわかっています。「ＯＤ」とは overdose の略語で、適切な量を超えた過量摂取を意味する、命を落としかねない危険な行為です。

こうした乱用を思わせるつぶやきは続々と出てきます。２０２１年２月にヤフーのツイッター検索システムを用いて「ブロン」で検索したところ、過去1ヶ月間のヒット件数は約1万件。その多くは、自分がブロンを乱用していることを伝えるものでした。さらに、「ブロン　死」だと１４５件、「ブロン　学校」で68件でした。

ツイッターという特性のせいか、年齢が若そうなアカウントが多いことにも気付きます。街のドラッグストアでは、何度も同じ市販薬を購入していると店員に顔を覚えられてしまいますが、ネットではワンクリックで済みますから、心理的抵抗は少ないでしょう。

ネット通販の運営側も無策ではありません。ツイッター上では、「ブロン」の頻回購入者とみられるアカウントによる、

「連続で購入できない」

「薬剤師から電話がきて買えなくなった」

「ついに期間を空けても買えなくなった」

といった声も上がっています。大手企業は近年、こうした乱用対策に一層の力を入れている印象です。しかし、ネット上には多くの出品者がいます。もしその中に「どんどん売ってしまえばいい」と考える業者がいたとしたら？　それを止める手立ては今のところありません。

これは街のドラッグストアでも起きていることだとはいえ、インターネットという安価で簡単に薬が入手できるチャネルが増えたことで、ますます消費者が市販薬を乱用しやすい環境になっていることは確かです。

乱用の実態は、公表することでむしろ乱用者を増やすという懸念から、これまで公にされることはあまりなかったと感じます。しかし、徐々に大手紙やテレビが乱用問題を取り上げるようになり、それに応えるようにメーカーも対策を取り始めています。シオノギヘルスケアは、非麻薬性の風邪薬の新商品を発売する際に、「非麻薬性せき止め成分で、若者に増える市販薬依存の抑制にも」と題したニュースリリースを2020年に出しています。[8] 市販薬依存はこれまで市販薬メーカーにとって腫れ物に触るようなテーマでしたので、こうして自ら話題に持ち出すことは滅多になく、それだけでも大きな進歩と言ってよいでしょう。ドラッグストアも、業界をあげて店舗での対策を取り始めており、依存性のある成分を含む薬を販売する際は、身分提示を求めるとする動きもあります。[9]

一方、インターネット通販に関しては、その実態をほとんど聞いたことがありません。日本で市販薬のネット販売が法的に正式に認められたのは２０１４年からです。市販薬のネット販売が解禁された時、ネット販売支持者の主張の一つは、「ネットの方が購入履歴などを管理できて、むしろ店舗販売よりも安全である」というものでした。しかし、現実はどうでしょうか。

販売の歴史が非常に浅く、そのうえ、各社にとって消費者の購入データは秘中の秘。ネット販売が生活者の健康に与える影響は、未だ霧に包まれています。

ドラッグストアを「身近な健康相談所」に

本書ではこれまで、市販薬の選び方や便利な点、問題点などを紹介しましたが、一貫して重要なのは「それぞれの人に合った商品を選ぶこと、そのために専門家に相談すること」であると書いてきました。そこで頼って欲しいのは、やはり薬剤師のいるドラッグストアや薬局なのです。

普段、薬局を利用されない方は知る機会もほとんどないと思いますが、いま、薬局薬剤師の仕事は「対物（薬）から対人（患者）へ」と言われており、これまで以上に患者さんとの距離を縮め、健康を支える役割を与えられています。2016年からは「かかりつけ薬剤師制度」といって、自分の健康状態を把握してもらうために、患者さんが一人の薬剤師を指定する制度が出来ました。**今まで〝かかりつけ〟といえば、医師や病院のことを指すことが多かったのですが、今や薬剤師・薬局もかかりつけを持つ時代になったのです。**日本薬剤師会では、かかりつけ薬剤師・薬局を患者さんが利用するメリットとして「処方薬や市販薬など、あなたが使用している薬の情報を一ヶ所でまとめて把握し、薬の重複や飲み合わせのほか、薬が効いているか、副作用がないかなどを継続的に確認」できることにあると説明しています。[10]

また、保険薬局が市販薬を置いて、地域の健康相談所として機能するような政策も進んでいます。これは、**今まで「処方薬を受け取る場所」だった薬局が、「受診しなくても気軽に健康相談できる場」に変わりつつあるということです。こうした薬局を活用するかしないかは、生活者次第です。**

保険薬局の薬の売り場は、既存のドラッグストアの薬売り場とは趣が異なります。たとえば、ある保険薬局チェーンで「セルフメディケーション推進室室長」という肩書きを持つ鈴木伸悟さんという薬剤師は、大手ドラッグストアから保険薬局に転身した経験を活かして、各薬局に置く市販薬の選び方を指導しています。鈴木さんは「薬局の特性を活かして、ドラッグストアさんと差別化したサービスを提供していきたいです」と話します。

保険薬局に来る方は医師の処方箋にもとづいて病院薬を服用するため、どんな市販薬でも併用できるわけではありません。そんな空間で市販薬を扱うにあたって、鈴木さんが心がけていることの一つが、薬の安全性です。持病があっても、お子さんでも、高齢の方でも、安心して飲める市販薬を中心に取り揃えています。「品揃えや価格では大手量販店にはかなわないかもしれません。しかし、一番大切なのは、気軽に健康相談に乗り、安心して買っていただける場にすること。そのための市販薬売り場です」。

日本よりも薬局の存在が身近なアメリカでは、病院にかからずにドラッグストアでインフルエンザや子宮頸《けい》がんのワクチンを接種することができます（[図表10]）。注射するのは、なんと薬剤師。この国では薬剤師による注射が当たり前のものとなっています。

季節性インフルエンザワクチン	$19.99～
A型肝炎（Havrix）	$71.79
B型肝炎（Engerix-B）	$58.99
A型肝炎とB型肝炎（Twinrix）	$99.05
子宮頸がん（Gardasil 9）	$235.79
髄膜炎（Menactra）	$132.99
23価肺炎球菌ワクチン（Pneumovax 23）	$108.79
13価肺炎球菌ワクチン（Prevnar 13）	$212.79
帯状疱疹（Shingrix）	$172.31
破傷風・ジフテリア・百日咳（Boostrix）	$42.99

2021.3現在

図表10　米国のコストコファーマシーの予防接種の価格表
（コストコファーマシーのサイトを元に著者作成）

もちろん、新型コロナウイルスのワクチンも、薬剤師の手によって接種が行われています。

米国薬剤師会の資料によると、１９９０年代に本格的にスタートした薬剤師による注射行為は、20時間の講習を受けることで注射を打てる修了証を得ることができます。日本で病院薬剤師として働いたのち２０１４年に渡米し、現地の薬学部を今年卒業したハワードめぐみさんはすでにこの講習を修了しており、注射を打った経験があります。めぐみさんはこう話します。

「アメリカでは、地域薬局の薬剤師・薬学生による予防接種は、ごく普通のことです。私も住民の方々に初めて注射した時には、すごく緊張したのを覚えています。でも、割とすぐ慣れましたね。もし日本でも薬局で予防接種が打てるようになったら、公衆衛生の寄与にすごく大きな一歩になると思います。

例えば薬局の入り口に〝今年のインフルエンザ予防接種はお済みですか？〟という看板があったら、『予防接種のためにわざわざ病院に行くのはちょっと……』という層が気に留めてくれそうですし、『旅行や留学前に常備薬を買っておこう』と立ち寄った人たちに破傷風や肝炎など渡航国に合わせたワクチンの提案ができたら、便利そうですよね。日本は健康意識が高い割に予防医療に関しては後進国なので、薬局薬剤師が大きく貢献できる分野だと思います」

前頁の表の価格は自費の場合であり、めぐみさんによるとワクチンをはじめとする予防医療は通常の医療保険で全額（一部例外もあり）保障するように義務付けられているため、薬局でワクチン接種する人のほとんどは無料で接種しているといいます。めぐみさんも学生用の医療保険で無料で接種しています。

インフルエンザ予防接種などは接種を推奨するため、接種するとその場で使える10ドル程度のギフトカードやクーポンが薬局でもらえます。接種した後に食料品の買い物をして、受け取ったギフトカードで支払う光景もあるそうです。

日本もやがて、薬局やドラッグストアで予防接種できる時代が来るかもしれません。

私の周囲には、現状の市販薬のあり方に疑問を持つ薬剤師がたくさんいます。そして声をあげ、時には行動に移すこともあります。どんな市販薬がよくて、どんな成分がよくないのか。ぜひ、薬剤師への相談を足がかりにして、自分にあった薬の使い方をしていただきたいと思います。

そして、「なんとなくで市販薬を選ぶ」からの脱却を。それがセルフメディケーションの第一歩だと私は思っています。

日本はまだ、そのスタートラインにも立っていません。

おわりに

本書を最後までお読みくださりありがとうございます。書き残したことは多いのですが、ひとまず筆をおくことにします。ここに書いたことは、市販薬の使い方のポイントや、選び方の注意に関する、ごく一部の情報です。健康の悩みで困った時は、皆さんの近所の薬剤師と話してみてください。きっと、本書の内容よりも良いアドバイスを得ることができるはずです。私自身、この本は「医者いらず」「薬剤師いらず」にするためのものではなく、市販薬に関心を持っていただき、その先は現場の薬剤師仲間にバトンタッチする気持ちで書きました。「市販薬等を通じて地域の健康を支えたい」。これは多くの市井の薬剤師たちの気持ちだと思います。本書で拾い集めた彼らの声や思いが、薬剤師と利用者の相互理解に繋がれば幸いです。

こうしてあとがきを書いている今も、私は日々、様々な生活者と話し、市販薬を販売しています。市販薬を使用する人たちの目的や動機は、驚くほど多様です。「医者から市販薬を買うようにと言われた」「病院の薬だけでは効かず、まともな生活が送れない」。そんな答えも珍しくありません。市販薬の使い方を巡って、私自身も患者の主治医と連携を試みることがあります。連携は、うまくいくこともあれば、いかないこともあります。しかし、薬剤師と医師はこれから先、市販薬の分野においても手を携えながら、生活者をサポートすることが求められる時代になる予感がしています。

2021年は日本の「セルフメディケーション」にとって節目の年になりそうです。厚労省の部会で市販薬の制度見直しが進められていますし、政府の規制改革の一環として日本初の「市販薬自動販売機」の試験運用が始まることも決まりました。日本のセルフメディケーションは、どこへいくのでしょうか。

セルフメディケーションは経済合理性で考えるもの。

セルフメディケーションは自己責任で行うもの。

いずれも巷間語られる言説ではありますが、現場にいる私からすると違和感があります。セルフメディケーションとは「私たちの日々の生活を豊かにする」ための概念であり、民主主義、LGBT、SDGsと同じように、社会と生活を豊かにするためのアイデアだと私は考えています。損得勘定と自己責任論に振り回されそうになっているセルフメディケーションを、もう一度「**私たちの生活の話**」まで引っ張ってくることができたらいいな、とあとがきを書きながら祈っています。

本書は薬学分野の記載にあたっては薬剤師の児島悠史氏から貴重なご意見をいただき、編集にあたっては新潮社の亀﨑美穂氏に大変お世話になりました。自宅で不慣れな書籍原稿を書く私の精神的サポートをしてくれた妻に、そして仕事では大きな裁量権を与えて成長の機会をくださった会社にも、本書完成には欠かせなかったこととして、感謝を申し上げます。

2021年5月

久里建人

●参照文献一覧

＊（PMID）は、文献検索サイト PubMed 内の文献番号を表す

第1章

1「Modulation of the immune system by human rhinoviruses」2007 (PMID: 17016053)

2 日本消化器病学会編『消化性潰瘍診療ガイドライン２０２０』南江堂

3 ＡＭＲ臨床リファレンスセンター「抗菌薬意識調査レポート２０２０」2020.10.6

4 ＡＭＲ臨床リファレンスセンター ウェブサイト「抗菌薬とは」

5「我が国において抗生物質医薬品の品質基準の果たした役割に関する薬史学的・公衆衛生学的考察（第1報）抗生物質医薬品の発展」『薬史学雑誌』2015.Vol.50 No.2

6 厚労省「抗微生物薬適正使用の手引き 第二版」2019.12.5

7「Appropriate Antibiotic Use for Acute Respiratory Tract Infection in Adults: Advice for High-Value Care From the American College of Physicians and the Centers for Disease Control and Prevention」2016 (PMID: 26785402)

8「Protective effect of antibiotics against serious complications of common respiratory tract infections: retrospective cohort study with the UK General Practice Research Database」2007 (PMID: 17947744)

9「Risks and Benefits Associated With Antibiotic Use for Acute Respiratory Infections: A Cohort Study」2013 (PMID: 23508604)

10「全国の診療所医師を対象とした抗菌薬適正使用に関するアンケート調査」『感染症学雑誌』2019.Vol.93 No.3

11「Antibiotic use for acute respiratory tract infections (ARTI) in primary care; what factors affect prescribing and why is it important? A narrative review」2018 (PMID: 29532292)

12「臨床に生かしたい〝くすり〟の話――12」『月刊ナーシング』1987.Vol.7 No.3
13 ＡＭＲ臨床リファレンスセンター ウェブサイト「アクションプランとは」

第2章

1「ドラッグストアが薬学生の人気就職先に」『日経ＤＩ』2018.9
2 一般社団法人薬学教育協議会ウェブサイト「薬学出身者の就職動向」
3 東京薬科大学、明治薬科大学、星薬科大学などはウェブサイトで公表している
4 厚労省（中医協 総-3 元・5・15）「再生医療等製品の保険償還価格の算定について」
5 American Medical Association ウェブサイト「How are prescription drug prices determined?」
6 厚労省（薬食発０６０６第5号）「要指導医薬品の指定等について」2014.6.6
7 厚労省ウェブサイト「スイッチＯＴＣ医薬品の候補となる成分の要望募集について」
8 厚労省ウェブサイト「スイッチＯＴＣ医薬品有効成分リスト 令和3年1月4日時点」
9 富士経済ウェブサイト「一般用医薬品、スイッチＯＴＣの国内市場を調査」
10 厚労省（薬食発第０７１６００６号）「一般用医薬品から医薬部外品に移行する品目の範囲について」2004.7.16
11 AESGP DATABASE（https://otc.aesgp.eu）
12 健康保険組合連合会「政策立案に資するレセプト分析に関する調査研究Ⅳ」2019.8
13 厚労省ウェブサイト「２０１８年医師・歯科医師・薬剤師統計の概況」
14 厚労省ウェブサイト「これまでの登録販売者試験実施状況等について」
15 厚労省（薬生総発０８２４第1号）「登録販売者に対する研修の実施について」2017.8.24

第3章
1「イソジンガーグル液7%」インタビューフォーム
2 明治ウェブサイト「【明治うがい薬】ポビドンヨードってなに?」
3「アズノールST錠口腔用5mg」インタビューフォーム
4「Prevention of upper respiratory tract infections by gargling: a randomized trial」2005 (PMID: 16242593)
5「Evaluation of the bactericidal activity of povidone-iodine and commercially available gargle preparations」2002 (PMID: 12011519)、「Efficacy of commercial mouth-rinses on SARS-CoV-2 viral load in saliva: randomized control trial in Singapore」2020 (PMID: 33315181)
6 中外製薬ウェブサイト「近代のくすり創り」
7「Stewart Adams, British pharmacist who helped create ibuprofen, dies at 95」WASHINGTON POST 2019.2.6,「The hangover that led to the discovery of ibuprofen」BBC news 2015.11.15
8「Ibuprofen: Dr Stewart Adams who helped discover drug dies at 95」BBC NEWS 2019.1.31
9「ロキソニン錠」インタビューフォーム
10「ブルフェン錠」インタビューフォーム
11「カロナール錠」インタビューフォーム
12「A single-tablet fixed-dose combination of racemic ibuprofen/paracetamol in the management of moderate to severe postoperative dental pain in adult and adolescent patients: a multicenter, two-stage, randomized, double-blind, parallel-group, placebo-controlled, factorial study」2010 (PMID: 20637958)

13 例えば、Walgreens社「Severe Cold & Flu Daytime Caplets」がある
14 フランス、ドイツなどの市販薬も、筆者が調べた範囲では概ね1～3成分である
15 厚労省（薬生安発１０１９第1号）「『一般用医薬品の区分リストについて』の一部改正について」2016.10.19
16「Non-superiority of Kakkonto, a Japanese herbal medicine, to a representative multiple cold medicine with respect to anti-aggravation effects on the common cold: a randomized controlled trial」2014 (PMID: 24785885)
17「かぜ症候群に対する麻黄附子細辛湯の有用性」『日本東洋医学雑誌』1996.Vol.47 No.2
18 久光製薬 ニュースリリース 2021.5.18
19「Relative efficacy and safety of topical non-steroidal anti-inflammatory drugs for osteoarthritis: a systematic review and network meta-analysis of randomised controlled trials and observational studies」2018 (PMID: 29436380)
20「Topical analgesics for acute and chronic pain in adults - an overview of Cochrane Reviews」2017 (PMID: 28497473)
21「Efficacy and safety of loxoprofen hydrogel patch versus loxoprofen tablet in patients with ankylosing spondylitis: A 4-week randomized, open-label study」2019 (PMID: 31139408)
22「外用剤の適正使用の問題点：保湿剤を中心として」『日本香粧品学会誌』2014.Vol.38 No.2
23「Topical NSAIDs for acute musculoskeletal pain in adults」2015 (PMID: 26068955)
24 厚労省ウェブサイト「ノロウイルスに関するQ＆A」
25「JAID/JSC 感染症治療ガイドライン２０１５─腸管感染症─」『日本化学療法学会雑誌』2016.Vol.64 No.1
26 大幸薬品ウェブサイト「正露丸・セイロガン糖衣Ａの主成分木クレオソートの誤解」

27 大幸薬品 ニュースリリース 2011.11
28 ライオン ウェブサイト 「『スマイル40プレミアム』開発ＳＴＯＲＹ」
29「Efficacy and safety of retinol palmitate ophthalmic solution in the treatment of dry eye: a Japanese Phase II clinical trial」2017 (PMID: 28694687)
30「点眼薬含有塩化ベンザルコニウムの角膜上皮に対する影響」『薬学雑誌』2021.Vol.141 No.1
31 ライオン ニュースリリース 2020.2.12
32 佐藤製薬 ニュースリリース 2019.4.10
33「Clinical practice guideline: Allergic rhinitis」2015 (PMID: 25644617)、「International Consensus Statement on Allergy and Rhinology: Allergic Rhinitis」2018 (PMID: 29438602)
34 国立成育医療研究センター ウェブサイト 「授乳中のお薬Ｑ＆Ａ」
35『鼻アレルギー診療ガイドライン―通年性鼻炎と花粉症― ２０２０年版』ライフ・サイエンス
36「Different types of intranasal steroids for chronic rhinosinusitis」2016 (PMID: 27115215)
37「International Consensus Statement on Allergy and Rhinology: Allergic Rhinitis」2018 (PMID: 29438602)
38「口腔病変の診断と治療」『日本耳鼻咽喉科学会会報』2012.Vol.115 No.6
39「Guideline for the diagnosis and treatment of recurrent aphthous stomatitis for dental practitioners」2015 (PMID: 26028911)
40「アトピー性皮膚炎診療ガイドライン２０１８」『日本皮膚科学会雑誌』2018.Vol.128 No.12
41 健康保険組合連合会「政策立案に資するレセプト分析に関する調査研究Ⅲ」2017.9
42 丸石製薬ウェブサイト及び、プロペトピュアベールのニュースリリースより

43 日興リカ ウェブサイト内 医療関係者向け「製品情報」より

第4章
1「表在性皮膚真菌症―治療薬を活用するための基礎と実践総まとめ―」『薬局』2020.5
2 皮膚科医のブログ「デルマな日常」記事（2016.7.31）より http://derma.blog.jp/archives/8910071.html
3 大谷道輝『スキルアップのための皮膚外用剤Q＆A 改訂2版』南山堂
4「皮膚真菌症診断・治療ガイドライン」『日本皮膚科学会雑誌』2009.Vol.119 No.5
5 高山宏世編『漢方の基礎と臨床 第11版』東洋学術出版社、成川一郎『漢方の主張』健友館
6「日本薬局方における生薬の標準化」『薬学雑誌』2020.Vol.140 No.6
7「厚生労働省副作用情報に基づく一般用漢方製剤の副作用の件数と内容の調査」『日本東洋医学雑誌』2016.Vol.67 No.2
8「偶然の再摂取が診断の契機となった一般用医薬品の防風通聖散による薬剤性肺障害の1例」『気管支学』2015.Vol.37 No.2
9「Promotive effect of Bofutsushosan (Fangfengtongshengsan) on lipid and cholesterol excretion in feces in mice treated with a high-fat diet」2018 (PMID: 29588201)
10「Personalized effects of a Kampo herbal formulation on metabolism ― A randomized, double-blind, placebo controlled study of Bohu-tsusei-san―」『Eastern Medicine』2012,Vol.28 No.1
11 WHOウェブサイト「Growing threat from counterfeit medicines」
12「Fake drugs: How bad is Africa's counterfeit medicine problem?」BBC NEWS, 2020.1.17

13「Estimated under-five deaths associated with poor-quality antimalarials in sub-Saharan Africa」2015 (PMID: 25897068)
14 インターポール ウェブサイト「Operation Pangea」
15 ファイザー リリース 2016.11.24
16「Liquid formulation of minoxidil versus its foam formulation」2011 (PMID: 21965875)
17「接触皮膚炎診療ガイドライン２０２０」『日本皮膚科学会雑誌』2020.Vol.130 No.4
18「各種市販ミノキシジル製剤の安全性・有効性に及ぼす容器の種類の影響」『薬剤学』2021.Vol.81 No.1
19「Efficacy and safety of a novel herbal solution for the treatment of androgenetic alopecia and comparison with 5% minoxidil: A double-blind, randomized controlled trial study」2020 (PMID: 33112463)
20『形成外科診療ガイドライン7 体幹・四肢疾患』金原出版
21「原発性局所多汗症診療ガイドライン２０１５年改訂版」『日本皮膚科学会雑誌』2015.Vol.125 No.7
22 健栄製薬ウェブサイト「汗や臭いを抑える！焼ミョウバンの力」
23 厚労省ウェブサイト「平成28年歯科疾患実態調査」
24「東京歯科大学千葉病院口臭外来受診患者の最近3年間の臨床統計」『日本歯周病学会会誌』2013.Vol.55 No.1
25「銅クロロフィリンナトリウムの口臭抑制効果」『日本歯周病学会会誌』1981.Vol.23 No.3
26「チューインガムの口臭抑制効果 Gas Chromatograph による判定（第2報）」『日本歯周病学会会誌』1983.Vol.25 No.4
27「Halitosis: From diagnosis to management」2013 (PMID: 23633830)
28 筆者によるメーカー聞き取り

29「ヘモリンガル0・18㎎舌下錠」添付文書
30「痔疾および痔疾用医薬品に対する生活者の知識および意識の実態調査」『医療薬学』2019.Vol.45 No.2
31 日本大腸肛門病学会編『肛門疾患（痔核・痔瘻・裂肛）診療ガイドライン２０１４年版』南江堂
32「Review of Safety and Efficacy of Sleep Medicines in Older Adults」2016 (PMID: 27751669)

第5章
1『ドラッグトピックス』2020.4.20
2 国家卫生健康委员会办公厅「关于推荐在中西医结合救治新型冠状病毒感染的肺炎中使用〝清肺排毒汤〟的通知」2020.2.6
3 医政医管国「关于印发新型冠状病毒肺炎诊疗方案（试行第六版）的通知」2020.2.19
4 寺澤捷年「漢方医学：過去・現在・未来」『日本東洋医学雑誌』1997.Vol.48 No.2
5「Comparison of the effects of Goreisan and loxoprofen on cerebral blood flow dynamics in meteoropathy model mice」第94回日本薬理学会年会発表（2021.3.10）
6「Daikenchuto for reducing postoperative ileus in patients undergoing elective abdominal surgery」2018 (PMID: 29619778 撤回)、「Efficacy of daikenchuto, a traditional Japanese Kampo medicine, for postoperative intestinal dysfunction in patients with gastrointestinal cancers: meta-analysis」2019 (PMID: 31297704)
7 厚労省（薬生薬審発０３３１第21号）「都道府県知事が承認する漢方製剤の製造販売承認事務の取扱いについて」2017.3.31
8 長野県製薬ウェブサイト「百草の歴史」

9 藤井利三郎薬房ウェブサイト「陀羅尼助丸物語」
10「Alcohol use and burden for 195 countries and territories, 1990-2016: a systematic analysis for the Global Burden of Disease Study 2016」2018 (PMID: 30146330)
11「薬物に過剰に厳しく、アルコールに甘い日本」バズフィードニュース 2020.1.21
12 成瀬暢也『アルコール依存症治療革命』中外医学社
13「上海医疗机构首开〝酒方门诊〟、为患者一人一方定制药酒治病」澎湃新闻 2016.4.4
14「For Faulting a Chinese Tonic, He Got 3 Months in Jail. Then Cheers.」The New York Times, 2018.4.19

第6章
1「デザイン心理学的アプローチによる『読ませる医薬品添付文書』の開発」2014〜2015
2「消費者の総合感冒薬に対する知識・理解と購入時の情報源の関連性」『社会薬学』2015.Vol.34 No.1
3 医薬品医療機器総合機構「使用上の注意改訂情報（平成30年2月13日指示分）」
4 医薬品医療機器総合機構「ＯＴＣ版ＤＳＵ」
5「Descriptive Study on the Circumstances concerning Confirmation of Contraindications and Careful Administration upon Purchasing Over-the-Counter Cold Medication and Manifestation of After-use Urinary Disorders」『薬学雑誌』2008.Vol.128 No.9
6「エパデールＳ」インタビューフォーム
7「セルベックスカプセル50㎎」添付文書
8「服用タイミングと飲み合わせによる漢方薬の有効性の違い」『週刊日本医事新報』No.4757 (2015)

9「漢方薬の薬効には腸内細菌が関与する」『腸内細菌学雑誌』2012.Vol.26 No.3,「抗生物質併用投与による漢方薬配糖体成分の体内動態変動とその対策」『臨床薬理』2003.Vol.34 No.2
10 薬機法第50条14号
11 大鵬薬品工業 プレスリリース 2017.5.8
12 医薬品医療機器総合機構「救済制度に関する認知度調査」
13「災害医療における医薬品の備蓄と供給」『杏林医会誌』2015.Vol.46 No.4
14「災害時に有効活用できるOTC医薬品」『医薬品情報学』2016.Vol.18 No.4
15 日本薬剤師会「東日本大震災時におけるお薬手帳の活用事例」2012.6
16「一般用医薬品の適正使用の一層の推進に向けた依存性の実態把握と適切な販売のための研究」2020.5.1
17「『咳止めシロップ』密売の危険な実態」東スポ Web 2019.6.12
18「人はなぜ依存症になるのか―子どもの薬物乱用―」『児童青年精神医学とその近接領域』2018.Vol.59 No.3
19「国内初、カフェイン中毒死 エナジードリンク日常的に大量摂取か」産経ニュース 2015.12.22
20 厚労省「食品に含まれるカフェインの過剰摂取についてQ＆A」
21 日本OTC医薬品協会「カフェイン含有医薬品（眠気防止薬等）の適正販売及び適正使用のお願い」2017.6.29
22 松本俊彦・宮崎仁編『いまどきの依存とアディクション プライマリ・ケア／救急における関わりかた入門』南山堂
23「市販薬の乱用・依存患者のために知っておきたい市販薬の成分」『精神科治療学』2017.Vol.32 No.11
24「薬物乱用頭痛は病態を頭に入れて対処しよう」『日経メディカル』2018.8.21

第7章

1 厚労省（薬生監麻発 0929 第5号）「医薬品等適正広告基準の解説及び留意事項等について」2017.9.29
2「消費者の総合感冒薬に対する知識・理解と購入時の情報源の関連性」『社会薬学』2015.Vol.34 No.1
3 総務省「平成12年『通信利用動向調査』の結果」2001.4.24
4「Arsonists attack phone mast serving NHS Nightingale hospital」The guardian 2020.7.19
5「DHS to advise telecom firms on preventing 5G cell tower attacks linked to coronavirus conspiracy theories」The Washington post 2020.5.14
6「『新型コロナは5Gのせい』ボリビア東部で電波塔破壊相次ぐ」時事通信 2020.6.17
7 WHOウェブサイト「Coronavirus disease (COVID-19) advice for the public: Mythbusters」2021.3.26
8 WHOウェブサイト「Call for Action: Managing the Infodemic」2020.12.11
9「'Fake News' in urology: evaluating the accuracy of articles shared on social media in genitourinary malignancies」2019 (PMID: 31044493)
10「Hair loss treatment information on Facebook: Content analysis and comparison with other online sources」2021 (PMID: 33174285)
11「The influence of social media on acne treatment: A cross-sectional survey」2020 (PMID: 31944359)

第8章

1 厚労省ウェブサイト「第1回セルフメディケーション推進に関する有識者検討会　資料」
2 一般社団法人日本零売薬局協会ウェブサイト

3 「『日本型』セルフメディケーションの危険性について」ハフポスト 2017.1.16
4 WHOウェブサイト「Guidelines for the regulatory assessment of medicinal products for use in self-medication」
5 「薬局及びドラッグストアにおけるセルフメディケーション支援の意義―薬剤師等による風邪様症状に係る受診勧奨事例からの考察―」『日本プライマリ・ケア連合学会誌』2019.Vol.42 No.2
6 世界セルフケア連盟ウェブサイト「THE STORY OF SELF-CARE AND SELF-MEDICATION 40 years of progress, 1970-2010」
7 経産省ウェブサイト「電子商取引に関する市場調査の結果を取りまとめました」2020.7.22
8 シオノギヘルスケア ニュースリリース 2020.7.28
9 「【ドラッグストア協会】濫用の恐れのあるOTC医薬品を全世代で本人確認へ」ドラビズ on-line 2020.11.20
10 日本薬剤師会ウェブサイト「かかりつけ薬剤師・薬局とは？」

久里建人　薬剤師。医療用医薬品情報に関わる業務等を経て、市販薬の店舗責任者や新規事業関連のマネージャーを務める。消費者への情報発信、講演、寄稿、書籍監修等も行う。

Ⓢ新潮新書

910

その病気《びょうき》、市販薬《しはんやく》で治《なお》せます

著　者　久里建人《くりけんと》

2021年6月20日　発行
2021年7月15日　2刷

発行者　佐　藤　隆　信

発行所　株式会社 新潮社

〒162-8711　東京都新宿区矢来町71番地
編集部(03)3266-5430　読者係(03)3266-5111
https://www.shinchosha.co.jp

装幀　新潮社装幀室

図版製作　ブリュッケ

印刷所　株式会社光邦

製本所　株式会社大進堂

ISBN978-4-10-610910-2 C0247